COMPLICATIONS ET CONSÉQUENCES

DE

L'OPÉRATION DE L'EMPYÈME

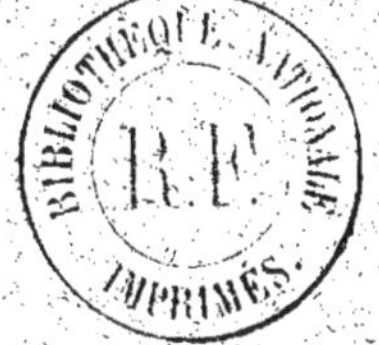

PAR

Eugène MONIER

DOCTEUR EN MÉDECINE DE LA FACULTÉ DE PARIS

Ancien interne des Hôpitaux et de la Maternité de Marseille (Concours 1876)

Ancien externe (Concours 1874)

PARIS

ALPHONSE DERENNE

52, Boulevard Saint-Michel, 52

1881

A LA MÉMOIRE DE MON PÈRE

A MA MÈRE

A MA GRAND'MÈRE ET A MA TANTE

A MES ONCLES

MM. H. ROLLAND

Capitaine de vaisseau
Commandeur de la Légion d'honneur

ET

J. ROLLAND

Négociant

A MES PARENTS

A M. LE Dr COMBALAT

Professeur de clinique chirurgicale à l'école de plein exercice de Marseille
Chevalier de la Légion d'honneur

A MM. GIRARD

Professeur de clinique médicale
Officier de la Légion d'honneur.

H. NICOLAS

Chirurgien des hôpitaux.
1877

CHAPPLAIN

Professeur de clinique chirurgicale
Chevalier de la Légion d'honneur.

VAN-GAVER

Médecin des hôpitaux.
1878

MAGAIL

Professeur de clinique obstétricale.

A. FABRE

Professeur de clinique médicale.
1879

Hommage respectueux de leur ancien interne.

A MON PREMIER MAITRE DANS LES HÔPITAUX

M. LE Dr ROUX DE BRIGNOLES

A M. LE Dr VILLENEUVE Fils

Professeur à l'École de médecine de Marseille
Chirurgien des hôpitaux.

A MON PRÉSIDENT DE THÈSE

M. LE PROFESSEUR BROUARDEL

Membre de l'Académie de médecine
Officier de la Légion d'honneur.

A MES MEILLEURS AMIS

LES DOCTEURS LÉON D'ASTROS ET A. MAUREL

Anciens internes des hôpitaux de Marseille

A MES AMIS ET A MES COLLÈGUES

COMPLICATIONS ET CONSÉQUENCES

DE

L'OPÉRATION DE L'EMPYÈME

AVANT-PROPOS

Ayant eu, dans le cours de nos études médicales et pendant la durée de notre internat dans les hôpitaux de Marseille, l'occasion d'observer un certain nombre d'opérations d'empyème ou d'empyèmes ouverts spontanément à l'extérieur. Ayant eu, de plus, la rare bonne fortune de pouvoir suivre les malades un temps très long, nous avons été frappé de la durée et de la persistance de l'écoulement dans certains cas et des modifications apportées dans l'organisme par cet état de choses. De là nous est venue l'idée d'étudier l'opération de l'empyème dans ses conséquences et ses complications.

Nous allons exposer dans ce travail le résultat de nos recherches. Laissant de côté tout ce qui a trait à la pathogénie de l'affection primitive, à sa symptomatologie, à sa marche, négligeant également les indications de l'opération, ainsi que le manuel opératoire, nous ne dirons chemin faisant qu'un mot de l'anatomie pathologique.

Notre étude est surtout une étude clinique. La lecture attentive de nombreuses observations qui ont été publiées et de nombreux mémoires et articles qui ont paru sur la pleurotomie, ou qui s'y rattachent est venue compléter l'ensemble de nos connaissances sur ce sujet.

Mais avant d'entrer en matière qu'il nous soit permis de payer notre dette de reconnaissance, dette sacrée pour nous, envers tous ceux qui de près ou de loin ont contribué à notre éducation médicale.

Que M. le professeur Combalat, de Marseille, veuille bien recevoir ici publiquement l'expression de notre entière gratitude. Il a été, pendant la durée de nos études, notre guide et notre conseiller. Nous et les nôtres devons trop à ce médecin pour que nous ne saisissions pas avec bonheur l'occasion de lui manifester hautement les sentiments qui nous animent.

Que nos maîtres dans les hôpitaux veuillent bien agréer nos sincères remerciements pour la sympathie qu'ils n'ont cessé de nous montrer pendant toute la durée de nos fonctions.

M. le Dr Archambault a bien voulu nous autoriser à prendre dans son service l'observation d'un de ses malades, nous le remercions de sa bienveillance à notre égard.

EXPOSITION ET DIVISION DU SUJET.

L'opération de l'empyème, envisagée dans ses conséquences et ses complications, relève à ce point de vue de trois chefs, à chacun desquels elle emprunte un certain nombre de caractères.

Ces complications et ces conséquences tiennent en effet de la plaie pénétrante de poitrine, quelques unes se rattachent à la pleurésie, troisièmement enfin, et c'est là la partie sur laquelle nous aurons le plus longuement à nous étendre, elles empruntent à la fistule pleurale externe tous ses caractères et toutes les lésions qui d'ordinaire l'accompagnent. Il est en outre un certain nombre de faits qui sont propres à la thoracotomie.

Nous ne comprendrons point dans notre travail le drainage chirurgical, tel que l'entend Chassaignac, bien que les conséquences le rapprochent de notre sujet. Mais il est compassible de certains reproches et présente certaines complications qui ne lui sont point communes avec l'opération qui nous occupe. Le drainage, tel que le pratique M. le professeur Gosselin, se rapproche davantage de notre cadre et y entre même à peu près complètement. Il en est de même du procédé du docteur Southey, qui consiste en une double pleurotomie faite à des hauteurs différentes, de façon à permettre des lavages plus complets.

Nous ferons entrer dans cette étude les cas d'empyèmes ouverts spontanément à l'extérieur. C'est en somme une pleurotomie naturelle bien que pourtant cette expression ne lui soit point applicable, pas plus du reste qu'à l'opération dite : empyème de nécessité. Les conséquences en sont identiques, seules quelques complications peuvent les séparer, et les séparent de fait, comme nous le verrons par la suite.

Donner une division bien nette, bien naturelle du sujet, n'est pas chose facile.

Nous pourrions étudier tout d'abord les complications propres à la plaie de poitrine, dans un second chapitre exposer les désordres qui sont sous la dépendance de la pleurésie, traiter ensuite des conséquences de la fistule, et terminer par la description des quelques particularités qui sont propres à la pleurotomie.

Ainsi envisagée, cette étude manquerait d'ensemble.

Le même reproche pourrait être adressé à la division en deux parties seulement : 1° les complications ; 2° les conséquences.

Cette section plus didactique peut-être, est moins clinique.

Nous nous proposons de suivre dans notre description l'ordre dans lequel se présentent naturellement les faits que nous devons étudier. Une division s'impose alors d'elle-même. Des complications et des conséquences, les unes, en effet, se montrent dès le début, pendant ou peu après l'opération. D'autres arrivent plus tardivement, ou se montrant dès le début, se développent lentement, n'arrivant qu'au bout d'un temps quelquefois très long à leur complète évolution.

Nous aurons donc deux grands chapitres :

1° Complications et conséquences immédiates.

2° Complications et conséquences tardives.

Nous ne saurions détacher de notre étude un point qui fait aujourd'hui partie intégrante de la pleurotomie érigée en méthode, nous voulons parler des lavages. Nous en indiquerons les avantages et les dangers.

Comme conclusion nous serons naturellement amené à parler du pronostic. Ce sera notre quatrième et dernier chapitre.

Dans tout ce travail nous n'aurons en vue que la thoracotomie appliquée à la pleurésie purulente.

CHAPITRE I

CONSÉQUENCES ET COMPLICATIONS IMMÉDIATES.

Une subdivision est absolument nécessaire en tête de ce chapitre, car, des conséquences et des complications les unes se montrent dans le cours de l'opération, d'autres très peu après. Nous allons donc les étudier séparément dans deux articles spéciaux.

A. — *Pendant l'opération.*

Ce sont exclusivement des complications qui s'offrent ici à notre observation.

Mais avant de les exposer, il nous paraît utile de nous arrêter un instant sur quelques difficultés qui peuvent entraver le manuel opératoire.

C'est ainsi que pour le choix et la détermination exacte de l'espace intercostal qu'il aura choisi pour son incision, l'opérateur aura à compter avec l'*embonpoint* du sujet. Une couche un peu épaisse de tissu adipeux rendra les sensations moins nettes.

L'*œdème de la paroi thoracique*, chose fréquente mais non constante dans la catégorie de malades qui nous occupe, et dont on a fait un signe pathognomonique de la pleurésie purulente, pourra également apporter quelque difficulté.

Le *jeune âge*, le *rapprochement des arcs osseux* par le

fait de la rétraction de la paroi thoracique consécutive à une pleurésie ancienne, à des cicatrices vicieuses et étendues, à la variété de cancer décrite par Velpeau sous le nom de cancer en cuirasse, soit encore à une déviation congénitale ou acquise de la colonne vertébrale, tels sont les principaux obstacles auxquels on aura à se heurter pour la détermination exacte du lieu de l'incision.

Les côtes peuvent être rapprochées au point de rendre impossible le passage de l'instrument tranchant. Il se peut même qu'elles soient soudées les unes aux autres.

Dans certains cas, tout en permettant l'incision de l'espace intercostal, *leur rapprochement ne permettra pas l'introduction d'un drain ou d'une canule.* C'est dans un cas semblable que le docteur Roser (1), pour arriver à ses fins, fut obligé de pratiquer une résection osseuse.

Nous croirions inutile de nous arrêter sur la question de l'anesthésie si nous n'avions rencontré dans nos lectures deux observations dans lesquelles l'emploi du chloroforme est mentionné.

Pour nous, l'anesthésie générale, sous quelque forme qu'on l'emploie, doit être bannie de la façon la plus rigoureuse pour l'opération de l'empyème.

Nous ne croyons pas être trop absolu en nous prononçant d'une façon aussi catégorique.

Il est un principe de chirurgie, auquel on ne doit jamais se soustraire, qui domine toute la question de l'anesthésie générale, c'est *de ne jamais user des anesthésiques généraux* chez des malades porteurs de lésions cardiaques ou

1. *Centralblatt f. chirurg.*, nº 38, 1875.

pulmonaires, ou présentant simplement des troubles vasculaires dans la petite circulation.

Comme nous le verrons par la suite, dans les cas de pleurésie abondante, il existe des troubles vasculaires à peu près constants dans le poumon, la congestion ; et le cœur, quoique paraissant sain, peut être le siège, lui ou encore les grands troncs qui en émergent, de thromboses plus ou moins étendues, à la suite soit de l'asphyxie lente par obstacle à l'hématose, soit par déplacement, et gêne du fonctionnement physiologique consécutive à la pression apportée par l'épanchement.

L'état général est ordinairement mauvais ; le malade respire mal, dort mal, mange mal, il a le plus souvent une diarrhée et des sueurs qui l'épuisent. Chloroformer de pareils malades, c'est s'exposer bien gratuitement à une série de dangers que l'on n'est pas certain de pouvoir toujours conjurer.

Nous ne voulons pourtant point dire ici que fatalement tout sujet endormi dans ces conditions soit voué à des accidents graves ; non, les deux observations auxquelles nous avons fait allusion, et la pratique de Traube et de Fraentzel en Allemagne, viendraient nous contredire ; mais nous sommes loin de croire qu'on puisse s'autoriser de ces faits pour combattre le principe que nous soutenons.

On nous objectera sans doute que c'est surtout dans le but d'épargner la *douleur* que l'on agit ainsi, sachant combien elle est à redouter, chez les malades de ce genre.

« Les médecins savent depuis longtemps, dit M. Besnier (1), que chez les sujets qui ont subi une dépression

1. *Union médicale*, 1er juillet 1875.

grave du système nerveux, ou un affaiblissement très prononcé, les causes les plus légères, les impressions morales même peuvent produire un arrêt de la contraction cardiaque, et une syncope mortelle. »

Se basant sur un cas de *mort subite* qu'il a eu dans sa clientèle au moment où il pratiquait une thoracentèse, il ajoute : « Je ne suis pas absolument convaincu que dans certaines circonstances données, la douleur produite par la ponction ne soit pas de nature à donner lieu à un arrêt du cœur. »

Dans le même ordre d'idées on peut citer encore le cas de M. M. Raynaud (1), où le malade succomba à « une impression douloureuse bien insignifiante à la vérité, celle que peut produire la simple piqûre d'une lancette ». Il s'agit d'un pleurétique à qui l'on devait pratiquer la thoracentèse. Agissant d'après le conseil de Trousseau, on incise la peau avec une lancette avant d'enfoncer le trocart, le malade tombe à la renverse, il était mort.

On peut voir par ces exemples, combien il importe de ménager la douleur au malade. Il s'agit évidemment ici d'un *arrêt du cœur* survenu sous l'influence d'un réflexe provoqué par un trouble léger chez des sujets affaiblis.

Les expériences de Chossat qui, sur des tourterelles débilitées par l'abstinence, amenait la mort en pinçant simplement la patte de ces animaux, ne trouvent-elles pas là leur confirmation.

Mais que, au lieu de s'arrêter, sous l'influence de la douleur et de l'émotion, le cœur batte d'une façon désor-

1. *Union médicale*, 20 novembre 1875.

donnée, qu'une parcelle du thrombus, s'il en existe, et on sait que le fait n'est pas rare, soit emportée dans le terrain circulatoire et l'on peut assister, séance tenante, à la formation d'une *embolie pulmonaire ou cérébrale.*

Aussi, en présence de ces dangers, toutes les fois que le sujet sera profondément débilité, que l'épanchement sera abondant, sera-t-il prudent d'avoir recours à l'anesthésie locale. Quelques pulvérisations d'éther ou d'un liquide volatil, l'application d'un sachet de glace sur le point qui a été fixé pour l'opération, et l'on évitera la douleur et les conséquences qui peuvent s'en suivre.

Arrivons maintenant aux complications proprement dites et signalons tout d'abord l'*absence de parallélisme*, qui fréquemment se montre, l'écoulement étant achevée, entre la plaie cutanée et l'ouverture de l'espace intercostal. Ce petit vice auquel il est, du reste, facile de remédier, peut tenir soit à ce que l'incision de la peau ne correspond pas au bord supérieur de la côte qui limite en bas l'espace choisi, soit à l'affaissement de la paroi thoracique et par suite au rapprochement des côtes, la peau ne suivant pas absolument et en tous points le mouvement des arcs osseux. Aussi M. Moutard-Martin dans son *Traité de la pleurésie purulente* donne-t-il pour conseil, paraissant s'appuyer sur ce dernier mécanisme, de pratiquer l'incision de la peau un peu plus bas que l'espace intercostal. Dans sa thèse, M. Peyrot semble ne voir que le cas où la plaie cutanée est située plus bas que la plaie intercostale lorsqu'il dit : « Les surfaces seront précisément disposées de façon à favoriser l'écoulement des liquides contenus dans le thorax, et à prévenir leur infiltration dans le tissu cellulaire. » Cette explication vraie dans le cas que nous venons d'indiquer, ne le serait pas évidemment dans le cas où la lèvre inférieure de la plaie externe serait plus élevée que l'orifice interne du trajet créé ; auquel cas, loin de favoriser l'écoulement des liquides, cette disposition y mettrait obstacle, tout en favorisant l'infiltration dans les tissus sous-jacents.

Une autre complication à laquelle on a donné une importance que peut-être elle ne mérite pas, c'est l'*hémorrhagie.*

Nous ne nous arrêterons guère à parler des blessures des vaisseaux qui rampent à la surface du thorax, principalement dans les régions externe et antérieure. Ces vaisseaux sont, on le sait, fournis par la mammaire externe et la sous-scapulaire. Leur blessure ne donne lieu à aucune considération particulière.

Il n'en est pas de même de la blessure de l'artère intercostale, seul danger, au dire de Velpeau, de l'opération de l'empyème.

Mais ici que de divergences entre les chirurgiens ou médecins qui se sont occupés de la question.

Pour les uns, Nélaton (1), Trousseau (2), cette blessure est impossible dans l'opération de l'empyème. Pour d'autres, sans en rejeter absolument la possibilité, ils admettent qu'elle est au moins très rare. D'autres enfin paraissent n'attribuer aucune importance à la section de ce vaisseau. « *Si læsa vœna aut arteria intercostalis, quid refert? Parum aut nihil.* » Ainsi s'exprime Scultet (3) dans son *Armentarium chirurgicum.*

1. Nélaton, *Path. chirurg.*, t. III, p. 463.
2. Trousseau, *Clin. méd.*, t. I, p. 725.
3. Scultet, *Arm. chirurg.*, p. 251, obs. XLIII, 1656.

Si nous consultons nos classiques, nous les trouvons à peu près tous d'accord à admettre que cette complication est un fait rare dans le cas qui nous occupe, soit à cause de la situation toute spéciale du vaisseau vasculaire dans la gouttière costale, soit à cause des précautions dont on a coutume de s'entourer dans ces circonstances.

Il existe pourtant des cas malheureux où les malades ont succombé à l'hémorrhagie. La thèse de Dulac (1874) en contient deux exemples.

Quoiqu'il soit, ces cas sont heureusement rares, malgré la position défavorable que prend la côte sous l'influence d'un épanchement abondant, rendant ainsi plus accessible le faisceau vasculo-nerveux à l'instrument tranchant.

Nous rangeant à l'avis de nos maîtres, nous dirons : la plaie de l'artère intercostale est une blessure grave, mais on a rarement eu à la déplorer à la suite de la thoracotomie.

Il est bien entendu que nous parlons ici de la thoracotomie faite d'après certaines règles.

Mais puisque nous en sommes venu à parler de règles, il est un point que nous laisserions à regret dans l'ombre, c'est la question du siège de l'opération. Nombre d'opérateurs, dans le but de faciliter l'écoulement des liquides, ou bien par crainte de l'hémorrhagie, considèrent comme un principe de pratiquer leur incision dans la région postéro-externe ou même dans la région postérieure.

S'il est vrai, comme le dit M. Peyrot dans sa thèse : « qu'un opérateur prudent peut faire porter son incision là où il veut », sauf pourtant à la partie interne du plan postérieur, ajouterons-nous, la question de l'hémorrhagie ne devra pas trop préoccuper.

La pratique à laquelle nous faisons allusion, a, nous le reconnaissons, l'avantage de permettre un écoulement plus constant, nous dirons même continu du liquide pleural. Mais c'est justement cette continuité de l'écoulement qu'on pourrait reprocher à ce procédé. Couché, le malade baigne constamment dans le pus qui souille son linge et ses pièces de pansement. S'il veut parer à cet inconvénient, il est obligé de se tourner sur le côté opposé, c'est-à-dire le côté sain, il ajoute alors encore au trouble de l'hématose en en restreignant le champ.

Le malade pour ses pansements a, dans ce cas encore, toujours besoin d'un aide ; il ne peut tout seul faire les lavages de la plèvre.

La nature semble nous indiquer la voie à suivre, lorsque sous l'influence soit de la pression seule, soit de la pression portant sur un point altéré de la plèvre pariétale, une tumeur liquide se développe dans l'épaisseur de la paroi thoracique, communiquant avec la cavité pleurale.

Voyons quel est ordinairement le siége de ces abcès, de ces poches liquides. Dans les cas que nous avons pu observer, et dans la plupart de ceux que nous avons relevés, nous avons vu la tumeur se montrer dans la partie antéro-externe.

Dans sa thèse sur la pleurésie purulente, M. Damaschino admet, comme en étant le siége le plus fréquent, l'espace compris entre la cinquième et la septième côte, en un point à peu près équidistant de la colonne vertébrale et du sternum.

Les cas où la tumeur s'est développée en arrière nous ont paru rares, nous n'avons pu en voir citer que quelques exemples, alors que nous avons pu relever un certain nombre de perforations du diaphragme, le liquide pleural fusant ensuite d'un côté ou d'autre.

Nous ne dirons pas que la nature a horreur des parties postérieures. L'explication nous paraît être dans la présence des plans musculaires qui viennent doubler et renforcer la paroi thoracique dans les régions postérieure et postéro-externe. La paroi thoracique cède à la partie la plus faible, au point qui offre le moins de résistance, c'est-à-dire entre les digitations du grand dentelé.

Une incision faite dans cette région, sur la ligne axillaire antérieure ou un peu en avant, permettra au malade de pouvoir rester dans le décubitus dorsal. Le malade ne sera point inondé de son pus. Il pourra respirer librement. Enfin il pourra lui-même faire ses injections, ses pansements, ce qui, pour certaines catégories de personnes, peut être un très grand avantage.

On reprochera certainement à ce procédé de laisser s'accumuler le pus et de favoriser la transformation putride du liquide. Nous ne discuterons point sur la réalité du fait. Nous nous bornerons à dire que par des lavages plus rapprochés, on parera à tout accident.

Un autre reproche que l'on fera encore à l'incision sur la partie antéro-externe du thorax, c'est que par suite de la disposition des arcs osseux et de l'obliquité des insertions du diaphragme, l'orifice se trouvera sensiblement au-dessus du cul de sac pleuro-diaphragmatique s'opposant encore ainsi à l'écoulement. C'est vrai. Mais c'est là à nos yeux un avantage. Cette disposition permettra au malade de se lever, de marcher, sans que s'écoule le liquide contenu dans le kyste pleural. L'évacuation totale pourra en être produite à intervalles donnés ; le malade n'aura qu'à se pencher en avant, et le liquide sera expulsé. S'il y a quelque difficulté à l'expulsion totale, complète, quelques efforts de toux suffiront à chasser ce qui peut encore rester.

Nous avons pu comparer les avantages de l'un et de l'autre procédé, et nous n'hésitons nullement à nous prononcer pour l'incision à la partie antéro-externe. Mais il est une condition sur laquelle nous devons insister, c'est la fréquence des lavages.

L'incision de la paroi achevée, et alors que l'opérateur a la conviction que la plèvre a été incisée, *il se peut qu'aucun écoulement ne se produise*, bien qu'on ait acquis par une ponction préalable la certitude de l'existence d'un liquide.

Ce fait comporte plusieurs explications, peut relever de conditions différentes.

C'est ainsi que dans les cas de pleurésie enkystée, de pleurésie interlobaire, cette complication pourra se montrer. La présence de fausses membranes qui n'auront pas été incisées bien que la plèvre l'ait été, pourra parfois être un obstacle à l'écoulement du liquide. Douglas Powell (1) rapporte un cas dans lequel l'incision faite le pus ne parvint à s'écouler qu'à la suite de l'introduction d'une mèche de charpie. Il est probable que dans ce cas les fausses membranes faisaient office de valvules, supportant une pres-

1. *The Lancet*, juin 1877.

sion de dedans en dehors. Par suite du refoulement du diaphragme ou de la rétraction de la plèvre, dans l'observation XXVII de la thèse de Sédillot (1), nous voyons l'incision tomber dans la cavité abdominale et la mort s'en suivre le lendemain. L'épaisseur de la plèvre pariétale, qui on le sait est plus apte à augmenter de volume, pourra dans certaines circonstances tromper l'opérateur et lui faire croire que la section de la séreuse est complète, alors qu'il n'aura accompli qu'une partie de son œuvre. L'introduction de l'index dans le fond de la plaie pourra éclairer dans ce cas le chirurgien.

Le refoulement du diaphragme par un abcès ou kyste du foie, avec adhérence étendue de la plèvre diaphragmatique à la plèvre costale, détruisant jusqu'à une certaine hauteur le cul-de-sac inférieur pourra permettre *de traverser les deux feuillets* de la plèvre *sans qu'on aït pénétré* pour cela *dans la cavité pleurale*. Telle une observation du Dr Irvine (2), où, à la suite d'une ponction et d'opération d'empyème consécutive, le malade étant mort, on constata que le trocart, bien qu'enfoncé dans le neuvième espace, avait traversé le diaphragme et que les deux onces de pus sanguinolent qu'on avait retirées étaient de provenance hépatique.

Nous n'avons pas à parler ici des cas où le siège de l'incision étant trop bas, on n'a pu pénétrer dans la cavité pleurale.

M. Peyrot parle même dans sa thèse d'un cas dont il a été témoin et où l'incision arrivait au-dessus du rein gauche.

Dans le cours de l'opération, si le *cœur* ne bat point à

1. Sédillot, thèse C. agrég. 1841.
2. *The Lancet*, 9 juin 1877.

sa place normale par suite de malformation ou de déformation de la cage thoracique ; s'il est déplacé par suite d'un épanchement antérieur du côté opposé, déplacement bien décrit dans la thèse de M. Peyrot, et fixé dans une position anormale par des adhérences, si l'on n'a point antérieurement eu le soin d'en déterminer la situation exacte, *on peut être exposé à blesser cet organe important.* On y sera d'autant plus exposé que l'incision sera plus antérieure.

Une simple précaution pourra toujours mettre à l'abri d'un pareil danger : arrivé sur la plèvre, l'opérateur avant de la ponctionner n'aura qu'à plonger son doigt au fond de la plaie, et les battements cardiaques lui révèleront la présence en ce point de l'organe central de la circulation.

Des adhérences anciennes pourront également être la cause de *blessure du poumon.* Ici, seule une auscultation attentive pratiquée avant l'opération pourra parfois éloigner le danger. On pourrait voir dans ce cas arriver une *hémoptysie* plus ou moins grave, en rapport avec le calibre des vaisseaux atteints et leur perméabilité.

Pour être complet, nous avons un mot encore à dire au sujet des complications qui peuvent accompagner l'opération de nécessité. Il n'y a dans ce cas évidemment aucune difficulté pour le chirurgien, une fois que la fluctuation aura été sentie et qu'il aura été établi que la tumeur communique avec la cavité pleurale.

La seule complication consiste dans la douleur, qui du reste dans ces cas est légère et de peu de durée. Nous n'avons pas à nous préoccuper ici de l'hémorrhagie.

Cependant l'orifice de communication étant en général petit, on sera parfois obligé d'intervenir, et de pratiquer une ouverture plus large ; cet accident pourra alors comme dans la pleurotomie être à redouter.

Dans le cas d'empyème pulsatile, cas rares auxquels vient de s'en ajouter un nouveau publié en 1874 par le Dr Lorenzo Lorenzenutti, dans les « *Annali universali di medicina et chirurgia, giugno* », il se peut que le diagnostic soit difficile. La seule complication qui se pourrait montrer relèverait de l'erreur de diagnostic.

On a vu les plus grands chirurgiens hésiter en pareil cas.

Une ponction préalable de la poitrine pourra comme dans notre observation V éclairer le médecin.

Telles sont les complications que l'on peut rencontrer dans le cours de l'opération, nous allons maintenant passer en revue celles qui se peuvent montrer immédiatement après elle et les conséquences qui la suivent de près.

B. — *Complications et conséquences se montrant immédiatement ou peu après l'opération.*

L'incision de la paroi thoracique achevée, le sac pleural ou plutôt pseudo-pleural étant mis en communication avec l'air extérieur, le liquide se précipite par l'ouverture dans certains cas avec une force qui dénote une pression supérieure à la pression atmosphérique. Le déplacement du cœur, que l'on a vu battre (obs. de Robert de Pau, *Mél. de pathol. méd.* T. XV) jusque dans l'aisselle du côté opposé, donne une mesure de la tension du liquide pleural et du déplacement du médiastin qui en est le résultat.

Nous avons rencontré ce phénomène chez deux de nos malades mais notablement plus accusé chez celui qui est l'objet de notre observation I ; malgré une ponction faite la veille de l'opération et ayant donné issue à deux litres environ de liquide. Chez ce malade le liquide se reproduisait avec une rapidité vraiment surprenante. Avions-nous affaire à un de ces cas sur lesquels M. le professeur Brouardel (1) a attiré l'attention en 1872 ? Peut-être.

La nature de l'épanchement peut varier aussi bien que sa consistance. Il est en général fluide et séro-purulent. Dans quelques cas on a retiré de la cavité pleurale du pus presque phlegmoneux, notre observation IV en est un exemple. Dans l'observation VI de la thèse de Dupuy, due à M. Moutard-Martin, on indique un aspect lactescent et une fluidité non habituelle, ce qui fit penser à la présence d'un kyste hydatique, bien qu'on n'ait pu constater l'existence d'aucun crochet à l'examen microscopique.

Le pus peut présenter la teinte jaune verdâtre, être coloré en rouge par le sang, ou en rouge marron si l'épanchement sanguin s'est produit depuis quelque temps. Il peut dans certains cas être noirâtre, ce que l'on considère comme l'indice d'un sphacèle, il présente dans ce cas une odeur gangréneuse propre.

On trouvera parfois mêlés au liquide des concrétions calcaires, cartilagineuses ou osseuses, souvent aussi des débris de fausses membranes.

En donner une description histologique n'entrant pas dans notre cadre, nous renvoyons aux ouvrages spéciaux.

Ce pus peut n'avoir pas d'odeur ou une odeur fade. Il

1. *Bulletin Soc. méd. des hôpitaux.* Juin 1872.

présente par contre d'autres fois une fétidité insupportable. M. Peyrot raconte que chez un de ses malades, une odeur de chien très nette se répandit à la sortie du liquide. Chez un malade de M. Bourdon on a constaté une odeur d'ail très accusée.

Y a-t-il une relation entre l'état général du malade et la nature du pus ? Peut-on d'après sa qualité porter un pronostic ? Nous ne saurions émettre une opinion à ce sujet. Le passage suivant d'Hippocrate (1) semblerait l'indiquer : « qu'on ouvre un empyème par cautérisation ou incision, si le pus coule pur et blanc les malades réchappent, mais s'il est sanguinolent, bourbeux et fétide, ils succombent. »

Pendant l'écoulement un phénomène se produit assez fréquemment, qui mérite à peine le nom de complication, et auquel la qualification de contre temps serait peut-être plus applicable, nous voulons parler de *l'arrêt de l'écoulement.* Ce fait est dû à des causes diverses, parmi lesquelles nous nous bornerons à indiquer la présence dans le liquide de fausses membranes volumineuses. Le malade de notre observation II nous en offre un bel exemple.

Des masses fibrineuses peuvent également obstruer l'orifice interne, et s'opposer à l'issue du liquide ; nous en avons relevé un cas remarquable dans le travail de M. Moutard-Martin (2), observation VIII. L'observation II du même auteur nous montre que des hydatides peuvent également jouer ici un rôle. Ajoutons enfin que des parties sphacélées, de nature diverse, peuvent venir gêner l'écoulement.

1. Aphorismes (trad. Littré, section 7, 44.
2. M. Martin pl. Purul. et traitement.

A mesure que la cavité pleurale se vide, le diaphragme, refoulé par la pression des organes abdominaux, peut comme on le voit dans notre observation II entraver la sortie du liquide et plus tard être un obstacle à l'introduction du drain.

Mais à mesure que se vide la cavité, l'opérateur assiste à une série de phénomènes dont nous allons nous occuper.

La paroi thoracique s'affaisse par suite de la diminution de la pression excentrique et de l'action des muscles abdominaux. Plus tard, comme nous le verrons, le même phénomène s'accusant de plus en plus comporte une autre explication.

Les organes voisins de la cavité pleurale affectée, que nous avons vus déplacés par la pression qu'ils supportent, *tendent à revenir à leur place normale,* quelquefois même ils la dépassent.

Le retour du cœur est d'autant plus sensible que l'épanchement est plus abondant, plus sensible encore dans les pleurésies gauches. C'est dans ce dernier cas surtout que l'on peut voir, comme dans le cas du Dr Southey (*The Lancet,* 20 octobre, 77) le cœur dépasser sa place normale peu après l'opération. Ce n'est en général que plus tard, sous l'influence du développement du poumon sain, et alors que le poumon du côté malade ne peut revenir à ses dimensions primitives, que l'on observe le déplacement en sens contraire de l'organe.

Dans les épanchements abondants siégeant à droite, le foie considérablement abaissé revient à sa situation normale et le plus souvent remonte au-dessus de ce point par suite de la pression abdominale, plus tard de la rétraction pleurale ou dans certains cas par suite d'adhérences du poumon rétracté au diaphragme comme on le vit à l'autopsie d'un malade dont le Dr Irvine rapporte l'histoire dans *The Lancet* du 9 juin 1877.

Immédiatement après la sortie du liquide, le diaphragme est repoussé en haut. Il nous a paru que du côté gauche ce refoulement se produisait plus facilement qu'à droite ; peut-être en trouverait-on la raison, dans le poids du foie d'une part et la présence de l'estomac de l'autre. La dilatation quotidienne, physiologique ou pathologique de cet organe peut, croyons-nous, plus tard venir en aide à la rétraction de la plèvre, et favoriser ainsi l'ascension de cette cloison musculaire et diminuer ainsi la cavité.

Ce déplacement des organes, que l'on peut considérer comme la règle, souffre quelques exceptions. Si l'épanchement est ancien, si par suite de contact prolongé, aidé de quelques phénomènes inflammatoires, des adhérences se sont établies, on pourra voir ces divers organes dont nous parlons, conserver à peu près complètement la place qu'ils occupaient au moment de l'opération et ne revenir que fort tard, ou même pas du tout, à leur situation normale. Notre observation II nous montre un fait de ce genre. Nous en relevons un autre dans le « *British medical journal* » du 17 mai 1873. Il s'agit d'un jeune homme de 28 ans porteur d'une pleurésie purulente à droite, chez lequel une ouverture spontanée se fit six mois après le début de la maladie. *A remarkable feature in the case was the position of the heart, the apex of which continued to beat to the out side of the left nipple.* »

D'autres phénomènes encore relèvent de cette diminution de la pression intra-thoracique.

Accompagnant, et favorisant le déplacement du médiastin, *le poumon sain tend brusquement à reprendre son volume normal.*

Il se produit alors, par le fait de cette rapide décompression, un *afflux sanguin* auquel paraissent se rattacher certains troubles que l'on voit survenir chez le malade. C'est aussi vraisemblablement à cette congestion rapide que l'on doit attribuer l'*hémoptysie* qui survient immédiatement après l'opération, sans qu'il y ait eu lésion du poumon par le chirurgien. Notre excellent maître M. le professeur Combalat, de Marseille, nous en citait un cas tiré de sa clientèle privée.

Nous n'hésitons pas à rapporter à la même cause l'*œdème aigu du poumon sain*, auquel succomba le jour même où il fut opéré, un des malades de la clinique de Wing et Larsen (1). Ne pourrait-on pas à la suite de cet œdème voir se montrer l'expectoration albumineuse? Nous ignorons si elle s'est produite chez le sujet dont nous parlons. Ignorant absolument la langue, nous n'avons pu faire aucune recherche sur ce point.

Le poumon affaissé lui-même, qui à ce moment n'est plus soumis qu'à la pression atmosphérique, c'est-à-dire à une pression moindre, verra sa circulation devenir plus active.

Le diaphragme, avons-nous dit, est refoulé dans la direction de la cage thoracique. La tension abdominale est diminuée.

1. Cas cité par Homolle dans la *Revue Soc. méd.*. T. XVI.

L'organisme supportera-t-il, sans mot dire ce changement brusque dans sa manière d'être? non certes. L'état du malade tandis que se vide sa cavité pleurale, est digne de fixer l'attention du clinicien.

Le malade pâlit, en général, *son front est couvert de sueur,* on peut sur sa figure relever *l'anxiété et l'étonnement, son pouls est petit, fréquent,* sa *respiration haletante* il est pris de *quintes de toux,* rend parfois des *crachats visqueux, non aérés,* sa *voix est éteinte,* et, comme nous l'avons noté dans nos observations I et II, *le malade se sent défaillir;* il accuse, moins souvent pourtant que dans la thoracentèse, des *douleurs dans les parois de la poitrine* et *parfois derrière le sternum.*

Certains auteurs paraissent n'attacher aucune importance à cet état de choses. Nous ne saurions partager leur avis.

Hippocrate (1), dans ses aphorismes, se basant sans doute sur l'expérience, dit : « Les empyématiques ou les hydropiques opérés par incision ou cautérisation, si le pus ou l'eau est évacué tout d'un coup périssent infailliblement. » D'accord avec ses principes, on sait qu'il mettait dix jours à vider un empyème, tant il avait peur du déplacement brusque des organes. Bégin, dans l'article empyème du *Dictionnaire de médecine et de chirurgie pratiques,* laisse voir aussi sa crainte des accidents : « Les empyèmes peu volumineux, circonscrits à des espaces étroits, sont les seuls qu'on puisse sans inconvénients évacuer en une seule fois » (p. 185).

1. Hipp. Aphor. trad. Littré, p. 571.

On a vu en effet des *syncopes quelquefois mortelles* arriver après l'incision de la paroi thoracique et la sortie brusque du liquide.

C'est dans le but de parer à tout accident, que chez le malade de notre observation II nous avons momentanément arrêté l'écoulement. C'est sans doute guidé par le même motif que Fréteau, chez un jeune malade, obtura bien vite avec de la charpie, la plaie qu'il venait de créer. En pareil cas, nous voyons encore Cruveilhier fermer rapidement l'orifice avec « une large plaque de diachylum pour éviter la déplétion trop rapide de la cavité thoracique. »

Il nous semble qu'une ponction évacuatrice pratiquée avec un appareil aspirateur, quelques heures avant l'opération d'empyème, en ayant soin de laisser une partie du liquide dans la poitrine, pourrait mettre le malade à l'abri de tout danger, en favorisant le déplissement progressif du poumon sain et ménageant la transition dans le déplacement des organes.

Avant d'aller plus loin, nous devons nous expliquer sur les motifs qui nous font redouter l'évacuation brusque et exposer les faits sur lesquels nous nous basons pour formuler notre opinion.

Il est un fait admis aujourd'hui sans conteste, sur lequel M. le professeur Potain a mainte fois appelé l'attention et que Woillez avait étudié et signalé avant lui, c'est la coexistence d'une congestion du poumon sain avec une pleurésie du côté opposé. « La congestion pulmonaire existe constamment dans le côté sain lorsque l'autre côté est le siège d'un épanchement pleurétique », ainsi s'exprime Woillez. Il cite à son appui 33 cas qu'il a observés, et une seule fois, dit-il, il n'a trouvé aucun signe anomal dans les caractères de la respiration. Nous voyons d'autre part M. le Dr Desnos (1) nous dire, dans un rapport à la *Société médicale des hôpitaux* : « Lorsqu'une grande partie du champ respiratoire a disparu par l'annihilation plus ou moins complète d'un des poumons, il suffit d'une congestion même peu intense de son congénère pour créer un péril imminent ».

La congestion existe dans le poumon sain avant l'opération. Mais admettons même qu'elle n'existe pas, on ne peut nous refuser qu'à la suite de l'abaissement brusque de la pression que subit ce poumon, il ne devienne le siège d'un afflux sanguin plus considérable, le « péril imminent » est créé. *A fortiori*, si primitivement vous avez un organe congestionné, pour peu que vous augmentiez cet état vous augmentez fatalement le danger.

Si à cette cause, nous en ajoutons une autre sur laquelle Wagner (2), croyons-nous, a le premier attiré l'attention, et que le Dr Gouraud (3) a développée dans sa thèse (1865), nous voulons parler de la dégénérescence graisseuse du cœur par obstacle apporté à la petite circulation ; si nous faisons encore intervenir en notre faveur, faits souvent signalés dans les autopsies de malades morts subitement, dans le cours de pleurésies, la présence de caillots cardiaques ou de thromboses de l'artère pulmonaire, caillots fibrineux et partant anciens, que ces caillots partent du

1. *Union médicale* 1875. T. II, p. 58.
2. Wagner *Die Fettmetamosphose dee Herzfleisches* 1864.
3. Gouraud. *De l'influence pathog. des aff. pulm. sur le cœur droit.* Th. Paris 1865.

cœur droit et gagnent successivement l'artère pulmonaire et ses divisions, ou que ayant leur origine dans les vaisseaux pulmonaires ils s'étendent de proche en proche pour gagner le ventricule comme le veut Feltz, peu nous importe, on voudra bien nous accorder qu'il y a là matière à réflexion.

A l'appui de ce dernier point nous citerons encore les cas rapportés par Vallin à la *Société médicale des hôpitaux* (déc. 1869) un lui est propre, un autre appartient au professeur Potain, ces deux cas sont des exemples d'embolie cérébrale.

Nous pourrions multiplier les faits, rappeler les cas de Blachez, de Feltz, de Renault et de tant d'autres, mais cela nous entraînerait trop loin. Les travaux sur ce sujet sont nombreux et connus, c'est à eux que nous renvoyons.

Deux conditions président en général à la formation des thromboses : 1° le ralentissement dans le cours du sang ; 2° l'hypérinose. Ces deux conditions on les trouvera réunies chez les malades atteints de pleurésies purulentes aiguës ou chroniques.

Nous en avons fini avec les phénomènes qui se produisent ou peuvent se produire dans le cours de l'opération ou qui se montrent peu après. Nous allons passer en revue dans le chapitre suivant les complications et les conséquences tardives qui accompagnent l'opération qui nous occupe.

CHAPITRE II

DES COMPLICATIONS ET CONSÉQUENCES SECONDAIRES ET TARDIVES.

Le kyste vidé, jetons un coup d'œil sur ce qui se passe du côté de la cavité pleurale : voyons quel est l'état de la plèvre, l'état du poumon.

Quelle que soit la durée antérieure de l'épanchement et sa nature, un même fait se présente à nous, le poumon est, à moins d'adhérences avec la plèvre pariétale, refoulé contre le médiastin.

Mais ici il y a lieu d'établir une distinction, car les causes de cette modification sont absolument différentes, suivant que l'on a affaire à une maladie ancienne ou à une maladie de date récente.

Si, en effet, l'épanchement pour lequel on a pratiqué la pleurotomie est de date récente, le poumon n'est que peu ou point altéré même dans sa structure, il est apte à jouir de toutes ses propriétés. Nous n'avons qu'à rappeler ce que l'on observe quotidiennement à la suite de la thoracentèse faite peu après le début de la maladie. Le déplissement des alvéoles pulmonaires se produit à mesure que diminue la pression, les deux plèvres se rapprochent et le fonctionnement physiologique peut de nouveau librement s'exercer. La pression atmosphérique agissant de dedans en dehors maintient le poumon dans cette situation.

Que l'on incise la plèvre, que l'on permette à l'air de

peser également sur la face externe du poumon, ces deux forces s'annihilent et le poumon soustrait à la cause qui le maintenait dilaté, tend en vertu de son élasticité à revenir à un volume moindre. Il se condense vers le seul point qui soit fixe, son hile, et c'est là que nous le trouvons.

Qu'une force supérieure à la pression atmosphérique agisse en sens contraire de celle-ci, le poumon s'affaissera également, mais ici nous n'avons plus à faire intervenir l'élasticité. C'est là ce qui se produit au début dans les épanchements abondants. Cet affaissement est simplement sous la dépendance de la prédominance d'une force sur l'autre. Il durera tant que durera la pression, mais, que celle-ci disparaisse, que le liquide pleural se résorbe, et le poumon revient à ses dimensions normales.

Si cette pression agissant sur la surface du poumon, persiste un temps assez long, oh alors des changements multiples se produisent dans la structure de l'organe de l'hématose. Par le fait seul de son inaction, le poumon subira des modifications d'autant plus accusées que la cause aura persisté plus longtemps. Qu'à cette cause purement physique vienne s'ajouter une ou plusieurs modifications pathologiques, et le poumon peut être à tout jamais condamné à une inertie complète. C'est à cette catégorie qu'appartient le poumon que le Dr Fleury nous décrit dans les *Archives* de 1838 (p. 335). « Ce n'est qu'après un examen attentif que je pus y reconnaître le poumon dont le tissu n'offrait plus de traces de son organisation ; il avait une consistance comme cartilagineuse, criait sous le scalpel, tombait immédiatement au fond et ne se distendait nullement par l'insufflation. »

Il n'est point toujours besoin d'un temps bien long pour que des modifications de structure se montrent dans le poumon qui est comprimé par l'épanchement. On connaît le cas de M. le professeur Brouardel où au treizième jour d'une pleurésie, le poumon présentait déjà des traces manifestes de pneumonie interstitielle dans toute la partie du parenchyme avoisinant la plèvre, sans doute par propagation de l'inflammation. « Le tissu cellulaire qui double la plèvre pulmonaire est le siège d'un travail inflammatoire, il s'hypertrophie et les cloisons du tissu cellulaire interlobulaire participent rapidement à ce processus. Elles deviennent volumineuses et pénètrent profondément dans l'intérieur du poumon. Ces cloisons de tissu inodulaire ont le même caractère de rétractilité que les fausses membranes » (1). Le cas que nous venons de citer nous paraît être un cas rare ; car nous ne manquons pas d'exemples de thoracentèses pratiquées à des époques beaucoup plus éloignées du début de la maladie, et où, après l'expulsion du liquide, le poumon a pu reprendre sa place et ses dimensions antérieures, sans qu'il y ait eu reproduction de l'épanchement.

Dans les recherches d'anatomie pathologique que nous avons faites à ce sujet, nous avons pu constater par nous-même l'existence de cette pneumonie interstitielle péripleurale, dans les cas de pleurite chronique. Elle existait très nette à la base chez le malade de notre observation VI.

C'est encore à cette pneumonie interstitielle et à la rétraction du tissu conjonctif de nouvelle formation, qu'on

1. *Bulletin Soc. méd. hôp.* juin 1872. p. 168.

a attribué la formation des dilatations bronchiques signalées dans les cas qui nous occupent.

La plèvre est généralement épaissie, elle est le siège d'une prolifération cellulaire, qui à la suite de la transformation en tissu conjonctif, et plus tard en tissu fibreux, devient le principal obstacle à la dilatation pulmonaire. Nous parlons ici, bien entendu, de la plèvre viscérale, le mouvement de retrait est concentrique et le poumon supporte sur toute sa surface une pression plus ou moins considérable. La séreuse est généralement doublée, sur une partie au moins de sa surface, d'une couche pseudo-membraneuse, qui peut s'organiser, et suivant sa disposition agir en sens contraire de la rétraction pleurale, comme nous le verrons bientôt. La plèvre hypertrophiée, et revêtue en plus de la couche de fausses membranes organisée, peut présenter une épaisseur très grande. Chez le malade de l'observation VI elle était sensiblement d'un centimètre à la base.

La plèvre pariétale est, elle aussi, et plus encore peut-être que la plèvre viscérale, le siège d'un épaississement de même nature. C'est à sa rétractilité qu'il faut attribuer la plus grande part dans la déformation de la paroi thoracique et les déviations vertébrales qui en sont la conséquence et sur lesquelles nous aurons plus tard à revenir.

Plus particulièrement dans le cas de pleurésie purulente, la plèvre est recouverte d'une couche pseudo-membraneuse, dont l'épaisseur peut varier, qui dans les épanchements abondants où le poumon est refoulé, aplati contre la colonne vertébrale, atélectasié, passe bien souvent, comme nous avons pu le voir par de nombreuses autopsies, directement de la face externe de la plèvre viscérale sur la plèvre costale formant ainsi un kyste en dehors duquel se trouve le poumon.

C'est dans la présence de ces fausses membranes, avec la disposition que nous venons de dire, et leur transformation en tissu conjonctif, que l'on peut trouver une explication au retour du poumon à ses dimensions, retour que rien autre ne saurait expliquer d'une façon satisfaisante.

La paroi thoracique s'affaisse sous la même influence marchant au devant du poumon. Les parois du kyste se mettent peu à peu en contact à la périphérie et des adhérences s'établissent.

Cette rétraction concentrique du kyste pseudo-membraneux et de la plèvre pariétale tend à l'oblitération de la cavité kystique et à l'accolement de ses deux parois.

A mesure que diminue la cavité, le poumon entraîné par cette force centrifuge augmente peu à peu de volume. Mais ce phénomène s'accomplit lentement, d'autant plus lentement, que la lésion est plus ancienne, que les altérations parenchymateuses sont plus accusées, et que les altérations de la plèvre viscérale amènent une rétraction en sens contraire à celle de la paroi kystique.

Les adhérences établies dans une certaine étendue, nous voyons un autre facteur entrer en ligne de compte, et qui vient aider le travail de réparation commencé. Cet autre facteur c'est le mouvement de la respiration. A chaque soulèvement de la côte, à chaque ampliation du thorax, sous l'action des muscles inspirateurs, le poumon, fixé par certains points à cette paroi mobile, est entraîné en dehors, ou du moins subit une traction excentrique qui tend à augmenter son volume.

Si le poumon est incapable de se dilater, si les deux plèvres ne peuvent arriver à s'accoler, deux phénomènes peuvent se produire : ou la cavité pleurale devient kystique, dans toute l'acception du mot, c'est ce qu'on peut voir dans notre observation VI, la fistule s'étant oblitérée ; ou bien, sous une influence quelconque, soit par réaction de l'organisme, soit à la suite d'injections irritantes, telles que celles faites avec une solution iodée, les surfaces se couvriront de bourgeons charnus qui tendront à oblitérer la cavité. C'est dans ces cas qu'on pourra voir le pus changer de nature et de séreux devenir phlegmoneux (obs. II). Il se peut que la cavité demeure un temps très long en communication avec l'air extérieur, la fistule persistant.

L'existence de ces bourgeons charnus, et la vascularisation des fausses membranes qui les précède, rend compte d'un phénomène qui peut se produire et acquérir parfois une certaine gravité, c'est l'*hémorrhagie tardive.*

Un cas en est exposé dans les *Archives générales de médecine*, tome V, p. 229 (1830).

C'est à la dilatation du poumon rétracté ou comprimé qu'on doit rapporter le redressement de la scoliose et la disparition de l'affaissement de la paroi, questions sur lesquelles nous aurons à revenir.

Avant de quitter l'étude du poumon et de la plèvre, après l'opération de l'empyème, nous indiquerons un phénomène qui, quoique plus fréquent dans le cours de la pleurésie purulente, peut néanmoins se montrer encore, une large issue ayant déjà été donnée à l'épanchement, nous voulons parler des *perforations pulmonaires*. Des quelques cas que nous avons relevés où cet accident s'est montré après l'opération, un est publié par le Dr Fleury dans les *Archives générales de médecine*. Il s'agit d'un enfant chez lequel la perforation s'est produite un an après le début de la maladie, en février 1854 et chez lequel une injection iodée, faite dans la cavité pleurale pénétra dans les bronches et fut rendue en partie par la bouche. Des cas analogues ont été rapportés par le professeur Potain, par M. Homolle (1), par Flammarion (2).

La pathogénie de ces perforations n'est pas toujours identique, les unes en effet peuvent se produire de dedans en dehors, d'autres de dehors en dedans. L'évolution de noyaux tuberculeux, la coexistence d'une pneumonie lobulaire de la base indiquée par Cruveilhier, le sphacèle de la plèvre, l'action du pus, peut-être l'action de certains liquides employés en injection, une cause mécanique, telles sont les principales causes de cette complication.

Le liquide secrété par la plèvre ou plutôt par les parois de la cavité, varie on peut dire avec chaque malade. Il peut varier en qualité d'un jour à l'autre chez le même malade. La quantité minime un jour sera très abondante le lendemain. Certains opérés rendront à chaque lavage des flots de pus, chez d'autres à peine en constatera-t-on la présence. Le liquide sera tantôt épais, crémeux, comme chez notre n° 33 (obs. II) (à la date du mois de mars 1881), tantôt séro-purulent, tantôt absolument séreux, ou bien encore il pourra être coloré en brun par un épanchement de sang

1. In *Revue des Soc. hed.*, 1879, p. 953.
2. Flammarion. *Th. de Strasbourg*, 69, obs. 65.

dans la cavité. Inodore ou d'une fétidité insupportable comme nous l'avons vu chez notre n° 35 (obs. I), il peut passer par tous les degrés intermédiaires.

On conçoit aisément ces variations, en songeant aux modifications que peuvent successivement présenter les parois sécrétantes, et à la facilité de décomposition, d'altération putride des liquides, par suite du contact de l'air, de la difficulté d'écoulement ou de l'insuffisance des lavages.

Il nous serait impossible d'indiquer la valeur exacte à attribuer à chacune de ces modifications. Toutefois, en règle générale, on peut dire qu'un écoulement séreux et fétide, surtout s'il coïncide avec de l'inappétence, des frissons ou une augmentation de la température, devra appeler l'attention du praticien.

Voyons maintenant ce qui se passe du côté de la plaie.

Il est admis aujourd'hui que l'incision doit être large, et qu'en vue de la rétraction plus rapide des bords de la plaie externe, l'incision cutanée doit être plus grande que l'incision de l'espace intercostal. Dans les cas que nous avons pu examiner, nous avons à peu près constamment vu la plaie être grisâtre, atone pendant les quelques jours qui suivent l'opération. Cet état paraît relever de l'état général, d'ordinaire mauvais, du patient.

Au bout de peu de temps se produisent des bourgeons charnus de quantité et de qualité variable, suivant le terrain qui les fournit.

Dans le cas où l'organisme est ruiné, cas dans lesquels on pratique la thoracotomie comme ultime et unique ressource et en désespoir de cause, on peut souvent au bout de peu de temps lire le pronostic sur la plaie.

Elle est alors grise, se recouvre parfois de fausses membranes analogues à celles de la pourriture de l'hôpital. Les lèvres de l'incision, loin d'avoir de la tendance à se rapprocher, à restreindre l'orifice, s'emblent plutôt s'écarter.

Il n'y a aucune production de bourgeons, ou s'il s'en fait une, ces bourgeons sont pâles, fongueux. Cet état nous avons pu l'observer chez le petit malade qui fait le sujet de notre observation IV ; nous avons pu l'observer encore chez un malade opéré dans le service du professeur Fabre par notre ami le Dr Rampal.

Si l'opéré a une bonne constitution, si le terrain est favorable, on verra rapidement la plaie bourgeonner et tendre à la cicatrisation. L'orifice deviendra bientôt insuffisant pour le drain et il sera souvent nécessaire de refaire ou plutôt d'agrandir l'incision comme cela a été fait pour notre petit malade de l'observation III, ou de dilater l'orifice avec de l'éponge préparée ou de la laminaire, seuls corps à peu près en usage. M. le Dr Moutard-Martin, dans le but de lutter contre cette tendance à l'oblitération prématurée, que présente parfois l'incision, a proposé et met en usage une petite modification qui donne d'excellents résultats. Au lieu d'un simple drain, il place en effet, deux, trois ou quatre drains suivant le cas, reliés entre eux au niveau de la plaie.

Cette plaie de la paroi thoracique est soumise, comme toute plaie, à tous les accidents qui peuvent venir compliquer ce genre de lésions. Parmi elles il en est cependant qui se montrent plus fréquemment, ce sont celles-là qui seules nous arrêteront un instant.

Une des premières à se montrer, mais certainement une

des moins graves, à moins toutefois d'extension considérable, dont nous n'avons pu trouver d'exemple, c'est *l'emphysème de la paroi thoracique*. C'est en général le jour même ou le lendemain de l'opération qu'on voit apparaître cette infiltration de l'air dans le tissu cellulaire. Dans l'observation XIX du mémoire de M. Moutard-Martin, cet emphysème s'est montré le lendemain de l'intervention. Dans notre observation II ce n'est que tardivement, et à la suite de l'ouverture d'un petit phlegmon qu'on l'a vu se développer.

Une complication fréquente, mais sans gravité comme la précédente, est *l'érythème* que l'on constate chez presque tous les opérés et qu'on doit rapporter à l'irritation locale.

L'érysipèle peut se montrer, mais croyons-nous, est rare, nous ne ferons que l'indiquer ici. Sur 200 observations environ que nous avons analysées, il n'est fait nulle part mention de cette complication.

Plus fréquent, *le phlegmon* peut se montrer peu après l'opération, et envahir une plus ou moins grande étendue de la paroi thoracique. Nous n'entendons pas par cette expression, parler du gonflement des lèvres de la plaie qui se montre à peu près constamment et qui disparaît de lui-même insensiblement. Il peut se développer également à une époque éloignée, comme nous l'avons vu chez le malade de l'observation II. L'oblitération prématurée de l'orifice externe paraît être la principale cause du phlegmon tardif. Cette inflammation est précédée et accompagnée d'œdème de la paroi. L'arrivée de cet œdème peut être considérée comme un appel à l'intervention chirurgicale, dans le but de favoriser ou de rétablir le libre écoulement du liquide retenu dans la poche kystique.

Le décollement des bords de la plaie a été signalé dans quelques observations, nous ne l'avons rencontré pour notre compte qu'à la suite de phlegmon terminé par suppuration avec ouverture au niveau de l'orifice, dans les cas d'empyème de nécessité, ou après ouverture spontanée de la poche externe. Dans ces cas on voit assez fréquemment la peau, décollée et manquant de vitalité, se sphacéler, comme on peut le voir dans nos observations II et V.

Dans le Journal général de médecine, t. XXI, p. 49, Lefaucheux cite un cas de *tétanos* après l'ouverture d'un empyème par l'emploi de la pierre à cautère.

L'ulcération des bords de la plaie nous a paru être rare, nous n'en avons rencontré aucun cas mentionné dans nos lectures. Nous ne saurions faire entrer ici les ulcérations de la paroi thoracique, consécutives à la ponction de la plèvre, et ayant pour résultat l'établissement d'une fistule pleurale. Un exemple remarquable avec destruction très étendue en est rapporté dans « *The Lancet* » du 20 novembre 1875.

Les lésions voisines de la cavité pleurale, ne relevant en rien de l'opération, seront laissées de côté. Nous ne ferons que mentionner la coexistence d'abcès péripleuraux, de périostites, d'ostéites, nécroses osseuses et cartilagineuses, péricardites, etc. Ce sont là de simples altérations de voisinage, sans rapport aucun avec la thoracotomie.

Les parois du trajet fistuleux, qui va de plus en plus se rétrécissant, subissent une série de transformations qui aboutissent à la formation d'un tissu fibreux très dense.

Nous regrettons vivement de n'en avoir point fait un examen histologique dans le cas de l'observation VI. Nous croyons, sans rien affirmer toutefois, et d'après simple examen macroscopique, que dans certains cas, ces trajets se recouvrent d'une couche épithéliale reliant, avec certaines modifications dans l'arrangement des cellules, le système épithélial cutané aux parois du kyste formé par les fausses membranes.

Ce revêtement épithélial pourrait peut-être expliquer la persistance de ces trajets fistuleux en dépit de tout traitement.

Dans sa thèse, Lagrange (obs. XXVI), en rapporte un exemple dans lequel la fistule persistait encore deux ans et demi après une seconde opération, et en dépit de nombreuses tentatives faites dans le but de l'oblitérer.

A propos du phlegmon de la paroi thoracique nous avons été amené à dire un mot de l'oblitération rapide ou prématurée de l'orifice. Nous sommes obligé d'y revenir et d'y insister, car c'est là pour nous le point de départ d'une foule d'accidents, qui tous se rattachent à l'infection putride. L'état du trajet fistuleux est, dirons-nous, le point qui doit être surveillé avec le plus d'attention chez un opéré d'empyème. On sait le rôle qu'à notre époque on fait jouer aux lavages détersifs ou antiseptiques.

C'est exclusivement à ces lavages répétés et au facile écoulement du pus que doit être rapporté le changement qui est survenu entre les statistiques antérieures au milieu de notre siècle et les statistiques qui ont paru depuis cette époque. Sans attendre que des troubles se produisent dans a santé générale sous cette influence, le médecin devra veiller à ce que cet orifice ait toujours une dimension suffisante, et dès qu'il le verra se rétrécir et gêner le passage du drain, sans plus attendre, et pour ne point exposer son malade, il devra avoir recours à la dilatation et dans certains cas même, alors que l'oblitération est à peu près complète, et que l'orifice sinueux ne permet pas d'employer ce moyen, le bistouri sera la seule ressource.

La dilatation sera parfois très douloureuse, mal supportée par le malade, et quelquefois presque impossible par suite de la rétraction de la paroi thoracique et du rapprochement des côtes qui peuvent comme nous le verrons arriver jusqu'au contact les unes des autres. Nous nous sommes heurté à plus d'une reprise à ces difficultés, chez les malades dont nous donnons l'observation, à cause de la durée de l'épanchement antérieure à l'opération ayant amené une altération irrémédiable dans la structure du poumon, et de la persistance de la cavité kystique, persistance dont la rétraction thoracique n'est que le résultat.

On sait les soins de propreté que réclament en général les plaies cavitaires ou anfractueuses, et la facilité avec laquelle on peut voir se déclarer la septicémie. Dans le cas d'empyème plus encore que dans tout autre cette infection est à redouter, à cause de l'étendue des surfaces et de la perméabilité que peuvent avoir conservée les lymphatiques pleuraux. De là la nécessité de fréquents lavages.

Nous allons maintenant passer en revue les modifications survenues dans la température après l'expulsion du liquide de la cavité pleurale. Nous verrons ensuite l'état du cœur et de la circulation.

A propos de la température nous devons tout d'abord

faire une distinction éminemment clinique et qui réponde aux deux catégories de malades atteints d'épanchements purulents de la plèvre. De ces malades en effet, les uns sont sous le coup d'une affection aiguë, ils ont une fièvre plus ou moins intense; d'autres comme ceux de nos observations I, II, V, porteurs d'épanchements chroniques, ne présentent aucune réaction fébrile. Seules la gêne apportée à l'hématose, ou l'imminence d'une perforation de la paroi thoracique, décident à l'intervention chirurgicale. Nous ne saurions raisonnablement placer ces deux ordres de malades sur le même pied.

Chez ceux qui sont fébricitants, on voit à peu près constamment un abaissement de température très net se produire dans les quelques jours qui suivent l'opération ; quelquefois même le jour de l'intervention la température peut revenir à la normale. Nous en trouvons un exemple dans la thèse de Massola (1877) observation II. La température était la veille de l'opération de 39°2. Le jour même le matin elle était de 38°,6, le soir de 37°.

Chez les malades de la seconde catégorie, nous ne saurions dire si la température reste la même ou subit un abaissement. Nous n'avons trouvé nulle part d'indications sur ce point, et dans nos notes nous ne trouvons rien qui s'y rapporte.

Le lendemain de l'opération ou les jours suivants, on peut voir une marche toute différente se produire. Au lieu d'un abaissement on aura quelquefois à constater une élévation assez marquée. Cette ascension peut être rattachée soit au traumatisme, soit surtout aux modifications apportées par l'action de l'air dans l'état de la paroi, et à l'altération de la sécrétion sous cette même influence.

Peut-être pourrait-on encore voir dans cette augmentation le résultat de l'absorption au niveau de la plaie, d'un liquide septique et admettre dans ce cas une septicémie aiguë.

Pour ce qui est de la température locale, nous sommes tenu à la plus grande réserve, n'ayant aucune donnée exacte sur laquelle nous puissions appuyer notre opinion. Il est probable toutefois que la température qui dans les cas aigus est notablement élevée, fait connu dès la plus haute antiquité et sur lequel s'appuyait Hippocrate pour déterminer le point où devait porter l'intervention chirurgicale, il est, disons-nous, probable seulement que dans ces cas on noterait une chute assez marquée de la calorification. La température variera suivant l'état de la paroi.

Peu de temps après l'évacuation du liquide, et surtout lors d'épanchements abondants, on voit la *respiration diminuer notablement de fréquence*. Mais même dans les cas terminés par la guérison et le retour de la perméabilité pulmonaire, nous avons pu voir chez les malades que nous avons observés un nombre d'inspirations supérieur à la normale. Nous n'avons pas à notre service d'observation mentionnant l'état et le rhythme exact de la respiration longtemps après ce que l'on a coutume d'appeler la guérison, c'est-à-dire, l'oblitération de la fistule et de la cavité kystique. Il serait en effet curieux de savoir si la respiration, par la suite, peut revenir à l'état où elle était avant le début de la maladie.

Dans les relations qui nous sont fournies sur l'état du malade à sa sortie des hôpitaux, ou dans la clientèle civile, après guérison nous avons vu noté à peu près constamment un *affaiblissement du murmure vésiculaire dans le poumon correspondant au côté atteint.* M. le Dr Archambault nous rapportait pourtant le cas d'un enfant qui opéré il y a dix ans présente aujourd'hui à très peu près une respiration normale. Le murmure vésiculaire est cependant, nous disait-il, un peu plus fort à droite, et le côté droit de la poitrine sensiblement plus développé que le gauche ; sans doute sous l'influence de la suppléance fonctionnelle.

Le *pouls* reste en général pendant longtemps *fréquent et petit*. On a parfois noté son irrégularité (Obs. II mém. Lalesque *in bulletin Soc. cliniq*. 1880). Faut-il voir dans cette irrégularité une simple coïncidence, ou bien doit-on invoquer à son appui les modifications apportées dans l'organe central de la circulation, par suite de la lésion pulmonaire ? Le rétrécissement du champ de la petite circulation peut fournir une explication satisfaisante à la persistance de la fréquence et de la petitesse du pouls avant que soit revenu à ses dimensions normales le poumon affaissé. Les veines pulmonaires ramenant au cœur gauche une quantité de sang moindre, une quantité moindre est également lancée par le ventricule. La nature semble vouloir parer à cette insuffisance du sang artériel en multipliant le nombre des battements cardiaques.

En dépit de ces efforts, on constate que l'organisme souffre de cet état de choses, *le malade est* à peu près constamment *pâle*, et pour peu que la suppuration soit abondante, et de quelque durée, on peut voir le pâtient prendre la teinte cachectique. Cette *insuffisance de l'hématose* nous est du reste révélée par un symptôme, présenté au plus haut degré par l'enfant de notre observation III, et que nous avons souvent vu indiqué dans les observations que nous avons consultées, nous voulons parler de cette *déformation des ongles et de la pulpe digitale*, qu'on a signalée toutes les fois que le sujet était soumis à une asphyxie lente et de longue durée, comme on le voit dans les maladies du cœur, dans la tuberculose, dans le cas de mélange des deux sangs dans l'intérieur des cavités cardiaques.

Nous en sommes arrivé à parler du grand danger de l'opération de l'empyème, mais avant nous avons encore un mot à dire sur une particularité qui peut se présenter et favoriser la stagnation du pus.

Bien que le trajet fistuleux paraisse à première vue suffisamment large, et pouvant donner libre accès dans la cavité, il se peut que par suite de la présence de bourgeons charnus à l'orifice interne, bourgeons disposés de façon à jouer le rôle de valvules, l'injection puisse pénétrer et ne puisse ressortir que très difficilement. Dans ces cas, M. Moutard-Martin, dans son traité, conseille également la dilatation, et parfois même il conseille de vider la cavité et de faire le drainage de la poitrine.

C'est par ces moyens qu'on arrivera à lutter contre la terrible complication dont nous allons nous occuper. Si l'on ne surveille pas son malade, si on laisse l'oblitération s'accomplir, on verra successivement se dérouler toute la symptomatologie bien connue de *l'infection putride*. La température s'élèvera, le malade sera pris de frissons, il aura par moments des sueurs profuses, une diarrhée infecte et nauséabonde surviendra, sa langue sera sèche, l'appétit totalement perdu. A ces symptômes, pourront encore se joindre des vomissements, le teint deviendra terreux, bistre, et la mort bien souvent viendra clore la scène.

On pourra parfois par un traitement général bien entendu et basé sur les toniques, le quinquina surtout, enrayer la marche de ces phénomènes morbides ; mais à une condition encore, c'est que le traitement local sera surveillé d'une façon toute particulière ; le nombre des lavages sera augmenté, l'écoulement sera favorisé par des moyens que nous avons indiqués. C'est à ces conditions seulement que l'on pourra espérer un résultat favorable.

Dans sa thèse, M. Peyrot en cite plusieurs exemples, nous pourrions y joindre celui de notre observation I.

A quelle époque voit-on surtout se montrer les symptômes que nous venons d'énumérer ? Chez les uns, ceux surtout chez lesquels on a remarqué la présence de fausses membranes multiples dans le liquide évacué, ces phénomènes se montrent rapidement, d'ordinaire dans la première huitaine. C'est alors à la putréfaction des fausses membranes, suivant M. Moutard-Martin, que seraient dus les accidents. Ne pourrait-on pas y voir une septicémie traumatique aiguë ? Chez d'autres, ce sont ceux dont nous avons parlé en traitant de l'oblitération prématurée de la fistule, ces accidents se montrent dans le cours de la maladie, à une époque variable, mais toujours assez éloignée de celle de l'opération, en admettant cependant que celle-ci ait été faite d'après les principes aujourd'hui admis, c'est-à-dire que l'incision ait été largement pratiquée.

Un fait est digne de remarque c'est que si l'infection putride est relativement fréquente, par contre, *l'infection pu-*

rulente est une extrême rareté. Nous n'avons pu pour notre part en relever un seul cas. Dans les autopsies que nous avons pratiquées ou dont nous avons vu le compte-rendu, nulle part nous n'avons pu noter l'existence de ces foyers purulents appelés métastatiques.

Nous n'avons vu nulle part non plus mentionnée la *mort subite tardive* chez les opérés d'empyème. M. le Dr Poucel, de Marseille, nous racontait avoir vu périr ainsi un de ses opérés. L'autopsie n'ayant pu être faite, et en l'absence de renseignements, nous indiquons le fait, ne sachant si nous devons le rapporter aux lésions du myocarde, consécutives à l'obstacle apporté à la circulation pulmonaire, ou si nous nous trouvons simplement en présence de coïncidence.

Alors que la méthode des lavages et des injections modificatrices n'avait point pris l'essor qu'elle a de nos jours, on attribuait les accidents de septicémie à l'action de l'air ; aujourd'hui la plupart des praticiens paraissent peu s'en préoccuper, son rôle est du reste sujet à bien des contestations. Nous nous garderons de toucher à ce sujet, qui nous jetterait en plein dans la question des germes. Nous signalerons toutefois un fait où cette présence de l'air a joué un rôle en apparence d'ordre physique, que nous ne chercherons pas non plus à expliquer. En 1872, M. Dujardin Beaumetz a en effet présenté à la Société médicale des hôpitaux, un de ses opérés d'empyème, en voie de guérison, chez lequel un phénomène singulier se reproduisait. Ce malade, dont la cavité pseudo-pleurale ne s'était point oblitérée et avait conservé une fistule, était pris d'oppression et d'étouffement dès qu'un carré de diachylum, qui d'ordinaire bouchait l'orifice externe, était enlevé, permettant ainsi le libre accès de l'air ambiant dans la cavité.

Nous allons maintenant nous occuper d'une question qui ne touche qu'indirectement à notre sujet, mais qui nous paraît y entrer au même titre que la question des injections.

Ce sont les lésions produites par la présence des tubes, canules, et autres instruments servant à l'évacuation du liquide ou qui ont pour but de permettre et de faciliter les lavages.

On s'est servi à cet effet de tubes rigides, métalliques ou de tubes flexibles, tels que sondes en caoutchouc, drains.

Les exemples sont nombreux d'*ulcération du poumon ou du diaphragme* dues à la présence de ces pièces, qui jouent le rôle de corps étrangers. On conçoit aisément que plus ces corps seront durs et résistants, plus ces accidents seront à redouter.

C'est dans ce but, autant que pour éviter tout obstacle au rapprochement des parois, que West place au niveau de l'orifice une canule analogue à celle de la trachéotomie, et dépassant à peine l'orifice interne du trajet, et que certains auteurs conseillent de raccourcir progressivement à la longueur du tube.

Les altérations que peuvent subir ces divers conducteurs, et plus particulièrement ceux fabriqués avec des substances organiques, par suite du contact ou des émanations soit du pus, soit du liquide injecté, en nécessitent de temps à autre le changement.

Un autre accident vient s'ajouter de ce côté encore à

ceux que nous venons de signaler, c'est la *chute du tube dans la plèvre*. Il est inutile de dire que dans ces cas, le médecin devra essayer par tous moyens d'extraire ce corps étranger, dont la présence ne peut qu'être nuisible au malade. Une observation semblable à la nôtre (obs. I) est consignée dans la thèse de Dupuy (1876, obs. VI), nous en trouvons une autre dans la thèse de Lagrange (obs. II).

On pourra éviter cette complication soit en nouant la partie externe du drain, soit en le traversant à sa base avec une tige rigide comme l'a fait ingénieusement notre malade.

Cette suppuration parfois interminable, cette perte chaque jour renouvelée de l'organisme, finissent par jeter le malade dans une cachexie d'où il est bien difficile de le tirer. C'est alors qu'on voit survenir ces œdèmes partiels ou généralisés, ces diarrhées rebelles, indices de la *dégénérescence amyloïde* qui est en train de se produire. L'observation III du mémoire d'Estlander (1) vient en démontrer l'existence, avec pièces pathologiques à l'appui.

C'est à ces cas que le professeur d'Helsingfors réserve plus particulièrement un traitement qu'il a eu maintes fois l'occasion de mettre en pratique : nous avons parlé de la résection des côtes. « Malgré les injections les plus assidues de liquide antiseptique, la suppuration continue pendant des mois et des années, jusqu'à ce qu'un jour l'œdème des malléoles révèle la dégénérescence amyloïde des reins et montre que la fin approche. C'est dans ces cas que la résection des côtes est indiquée. »

1. Estlander, *Rev. Sc. méd.* 1879.

Quant à la *tuberculose*, la question est loin d'être simple. On peut toujours admettre en effet que la pleurésie purulente n'a été que la première manifestation d'une maladie évoluant par la suite. Mais nous croyons que dans certaines circonstances, par le fait de suppurations prolongées, de la diarrhée, de l'anoxémie, etc., on peut voir cette affection se déclarer et n'être que la conséquence médiate de l'empyème au lieu d'en être le point de départ.

Nous avons relevé plusieurs cas où l'opération d'empyème a été pratiquée à deux reprises, séparées dans un, dû à Guérard par un intervalle de vingt-sept ans, dans un autre (1) par un intervalle de vingt-deux. « Sur nos douze opérés, dit M. Moutard-Martin, cinq ont conservé des trajets fistuleux qui ne fournissent pas constamment du pus mais qui se tarissent de temps en temps pendant huit ou dix jours, fournissent quelques gouttes de pus pendant quelques jours et se referment de nouveau (2). »

La fistule une fois complètement *oblitérée peut se rouvrir au bout d'un temps plus ou moins long.*

M. M. Martin mentionne encore l'existence d'une *fistule*, qu'il appelle *borgne externe* et qui guérissait très bien par des cautérisations. Nous n'en avons rencontré aucun exemple dans nos recherches.

Nous allons enfin aborder l'étude des déformations thoraciques, qui le plus souvent accompagnent les opérations d'empyème. Ces déformations et celles de la colonne vertébrale, qui les suivent fatalement, sont d'autant plus accusées que la maladie dure plus longtemps et que les al-

1. Sédillot, *Thèse agrég.* 1841. obs. XIX.
2. *Loc. cit.* p. 142.

térations profondes du poumon sont un obstacle à son retour à ses anciennes dimensions.

Nous avons pu suivre attentivement chez trois de nos malades pendant un temps fort long ces diverses modifications.

Lorsque le parenchyme pulmonaire n'a pas eu le temps d'être altéré d'une façon sérieuse, lorsque des adhérences le fixent à la paroi thoracique, on voit alors au mouvement d'affaissement de la paroi des premiers temps, succéder un mouvement en sens inverse qui tend à remettre les choses dans le même état que par le passé.

Mais si l'organe de l'hématose est altéré au point de ne pouvoir reprendre ses anciennes propriétés, s'il est retenu par les modifications survenues dans la plèvre, alors les *déformations de la paroi* et les *déviations vertébrales* arriveront à leur maximum.

Peu après l'opération les côtes subissent un *mouvement d'abaissement* moins marqué à la partie supérieure ; plus tard elles subissent par le fait de la rétraction *un mouvement de rotation sur elles-mêmes*, par suite duquel leur bord inférieur regarde complètement en dedans. Cette disposition est surtout accusée à la région moyenne. On peut voir au musée Dupuytren, pièce 516, le squelette d'un enfant opéré d'empyème où cette rotation est très accentuée. Son histoire est rapportée dans les bulletins de l'Académie de médecine (1).

Le cartilage costal, par suite de ce mouvement, subit une *torsion* sur lui-même. Chez un de nos malades (obs. I), nous avons pu noter l'existence au niveau des articulations

1. *Bull. Acad. Roy. méd.* 1836, p. 872.

chondro-costales d'une série *de saillies dures*, analogues à celles que l'on rencontre chez les rachitiques et qu'on a désignées sous le nom de chapelet. L'enfant de notre observation III présente aussi ce signe mais à un degré moins accusé.

Les côtes finissent par entrer *en contact* les unes des autres, elles *se superposent*. Ce rapprochement n'a lieu toutefois qu'à la partie moyenne. Les côtes inférieures ou fausses côtes sont fortement attirées en bas, probablement par action musculaire. Les supérieures, celles qui limitent les trois premiers espaces intercostaux, ne nous ont pas paru avoir sensiblement changé leur situation. L'espace intercostal existe donc en haut et en bas, il est détruit à la partie moyenne.

Le *sternum* est *dévié du côté sain*, nous avons trouvé dans notre observation I l'appendice xyphoïde porté à 5 centimètres de la perpendiculaire abaissée du milieu du manubrium.

Étudiée dans son ensemble, la colonne vertébrale présente à considérer une série de modifications, variant suivant les sujets et le temps que met le poumon à revenir à ses anciennes dimensions.

Alors qu'avant l'opération, la quantité du liquide étant abondante, on peut voir comme dans notre observation IV la colonne vertébrale déviée du côté malade, le liquide une fois évacué, on voit constamment se produire une *scoliose à convexité du côté sain*. Cette scoliose peut s'accentuer et devenir une véritable infirmité, guérissable à mesure que se dilate le poumon ; mais le poumon restant imperméable cette déviation peut devenir permanente. Cette scoliose pleurétique peut plus ou moins tendre à se corriger par des courbures en sens inverse ou courbures de compensations (Obs. III. Obs. I). Ces courbures peuvent être multiples. D'autres fois une seule se produit, d'autres fois encore il n'en existe pas ou elles sont négligeables (Obs. III). A la scoliose *on peut voir* (Obs. III) *se joindre une cyphose* ou une combinaison de l'une et de l'autre.

Les disques intervertébraux sont diminués d'épaisseur dans la partie qui regarde vers la concavité.

Le corps des vertèbres perd avec la durée de la maladie *de sa hauteur*, du même côté ; il subit en même temps un *mouvement de rotation* autour de son axe vertical, mouvement qui tourne la face antérieure de la vertèbre du côté sain. Ce déplacement se produit en sens inverse pour les *apophyses épineuses* qui *sont déviées* du côté où siège la lésion. Cette dernière déviation, seule sensible au clinicien, peut permettre d'affirmer le mouvement de rotation accompli par le corps vertébral. Il est d'autant plus marqué qu'on se rapproche du sommet de la courbe.

Dans les cas où les courbures de compensation portent sur les parties inférieures, on peut voir le *bassin* subir lui-même *un déplacement*, mais en général il est *peu accusé*. Nous avons pu le noter dans nos observations I et III.

La *cause* de ces divers déplacements nous paraît résider en grande partie dans l'action exercée par la *rétraction de la plèvre et des fausses membranes*, c'est là la théorie inodulaire que Delpech soutenait de son talent.

A cette cause, s'en ajoute une autre, c'est *le développement considérable que prend le côté sain* par suite de la suppléance fonctionnelle du poumon du même côté. Cette augmentation du poumon et cette suppléance avaient été vues déjà par Morgagni « *erat hic pulmo parva adeo mole, ut vix quartam naturalis pulmonis partem æquaret, contra pulmo dexter sua aucta magnitudine illius parvitatem satis pensabat* (1). »

On peut souvent constater chez les malades dont le poumon ne revient pas, une *atrophie de tous les muscles de la paroi thoracique et même du membre correspondant*. Cette atrophie était poussée à un degré extrême chez un de nos malades (obs. I), notable, quoique à un degré moindre chez ceux qui font l'objet des observations II et III. Une certaine faiblesse l'accompagne généralement. Nous n'avons pu constater chez eux de trouble manifeste de la sensibilité. Nous n'avons point recherché chez ces malades les différences de température des membres supérieurs.

Dans deux observations communiquées par le docteur Lépine à la *Société médicale des Hôpitaux* (2), où l'atrophie et la faiblesse du membre correspondant à la lésion pleurale s'étaient montrées, cet éminent praticien paraît admettre une paralysie réflexe. Ne pourrait-on pas attribuer dans certains cas au moins cette atrophie à l'inaction, à l'absence de fonctionnement ?

Chez tous, on peut constater une *diminution parfois considérable dans la mensuration du côté affecté*, c'est ainsi que chez le malade de notre observation I, cette diminution atteignait 13 cent. à la partie la plus étroite, alors que le côté sain présentait par contre une augmentation de 4 centimètres à la partie inférieure, et de 3 centimètres à

1. Morgagni, *De sedibus et causis morb.* Epist. XXII.
2. Séance du 26 novembre 1875.

la partie moyenne, bien que l'épanchement pleural datât déjà de dix mois lorsque nous avons pris les premières mesures.

Cruveilhier (1) cite même un cas où cette diminution atteignit six pouces et demi.

Le diamètre antéro-postérieur de la poitrine du côté malade est dans ces cas encore très notablement amoindri, fait d'autant plus sensible qu'une progression en sens inverse s'est produite du côté sain.

L'épaule du côté malade est abaissée.

Le mamelon subit, lui aussi, une série de déplacements (obs. II et III).

A la suite de la rétraction de la paroi, il n'est pas rare de voir les malades se plaindre de *douleurs thoraciques* assez vives. Chez celui de notre observation I, une *douleur* existait *le long du bras* gauche occupant le trajet du brachial cutané interne; peut-être doit-on l'attribuer à l'anastomose envoyée à ce tronc nerveux par le troisième nerf intercostal. Dans sa communication, le docteur Lépine cite aussi un cas, où une douleur semblable existait, mais elle ne descendait pas plus bas que le coude.

Nous avons achevé l'étude des complications et des conséquences de l'opération de l'empyème. Comme nous l'annoncions au début de notre travail, nous allons maintenant jeter un rapide coup d'œil sur la question des injections qui jouent aujourd'hui un si grand rôle dans le sujet qui nous occupe.

1. *Dict. méd. et chir. pratiq.* T. XIII, p. 312.

CHAPITRE III

DES INJECTIONS, LEURS AVANTAGES, LEURS DANGERS.

Nous n'avons point l'intention de faire ici l'historique de cette question. Nous tenant au côté clinique, nous nous bornerons à indiquer les principaux liquides en usage à notre époque, les avantages qu'ils nous offrent, leurs dangers. Nous dirons ensuite un mot de quelques accidents qui se sont montrés dans le cours d'injections.

Des injections, les unes sont simplement détersives, d'autres sont tout à la fois détersives et médicamenteuses.

Les premières n'ont qu'un but, c'est de laver, de nettoyer les surfaces sécrétantes. L'eau simple répond à cette indication. On a soin d'ordinaire de la chauffer légèrement. Dans certains cas, ce traitement peut suffire.

On se sert des injections médicamenteuses dans un double but : modifier les surfaces, s'opposer à la transformation putride des produits sécrétés.

C'est dans ce sens qu'on a aujourd'hui recours à l'iode, au chloral, à l'alcool, à l'acide phénique. Ce sont là les modificateurs les plus généralement employés. C'est de ceux-là seulement que nous nous occuperons. Nous pourrions encore citer certaines substances ou solutions, telles que l'acide salicylique, la liqueur de Villate, la décoction de quinquina, la liqueur de Labarraque, le sulfate de zinc, le nitrate d'argent, le sublimé, etc., etc. Nous nous bornerons à les indiquer, leur usage étant d'un emploi peu fréquent.

Il est difficile d'indiquer le titre exact que devront avoir ces diverses solutions. On a vu, en effet, des accidents se montrer chez certains malades avec des solutions faibles, alors que d'autres, avec des solutions beaucoup plus concentrées, n'ont présenté aucun symptôme fâcheux.

Toutefois, il nous a paru que la solution de teinture d'iode à 5 pour 0/0, celle de chloral au même titre, celle d'acide phénique à un demi ou 1 pour 0/0, ne donnent pas, en général, lieu à des accidents, pourvu cependant que la quantité de liquide que certains praticiens ont coutume de laisser dans la poitrine, ne soit pas trop considérable.

Nous répétons qu'il ne saurait y avoir de règle fixe, et que ce sera au médecin à varier les doses avec l'âge et surtout la susceptibilité du sujet.

La présence de nombreux lymphatiques à la surface de la plèvre et leur plus ou moins de perméabilité rendent aisément compte des *phénomènes d'absorption* et des variations qu'ils peuvent présenter.

Se basant, sans doute, sur l'examen histologique seul, E. Wagner a avancé que dans tous les cas où la plèvre est enflammée, les lymphatiques pleuraux sont malades et oblitérés par un exsudat fibrineux coagulé. La physiologie pathologique vient contredire l'assertion de cet observateur.

Les phénomènes d'absorption sont, en effet, manifestes, et les cas sont nombreux où on a pu enregistrer des accidents plus ou moins graves après l'usage en injection, du chloral, de l'acide phénique ou de l'iode.

La résorption de l'épanchement pleural ne vient-elle

pas démontrer surabondamment, comme le fait observer M. Cornil (1), l'inexactitude du fait avancé par Wagner ?

Cette propriété d'absorption est manifeste dans notre observation I; elle s'est montrée dès les premiers jours, et durait encore plus de dix-huit mois après l'opération, au point que le malade avait pris l'habitude de se servir de cette voie facile, chaque fois qu'une insomnie pénible survenait. Il s'était même si bien accoutumé à cette pratique que l'usage du chloral était devenu indispensable pour lui.

L'observation V du mémoire du M. Lalesque (2), interne des hôpitaux de Paris, nous est un exemple de l'absorption du chloral, accompagnée d'éruption due à cet agent.

Aran (3) rapporte deux cas d'iodisme à la suite d'injection. Nous en relevons une autre dans la thèse de Martin obs. II) (4).

Des cas d'intoxication par l'acide phénique ont été rapportés. En général on se borne à citer la coloration noirâtre des urines. L'hypothermie n'est signalée dans aucune des observations que nous avons analysées. Nous regrettons de n'avoir pas cherché le degré de la température chez ce malade de notre observation I. Peut être aurions-nous pu rapporter à l'acide phénique les troubles passagers survenus dans la sensibilité et la motilité, que l'on a attribués dans ce cas au chloral. Des injections phéniquées et chloralées étaient faites alternativement chez ce malade. Les injections phéniquées supprimées, on a eu parfois chez lui

1. Cornil. *Bull. Soc. méd. hôp.*, 1872, p. 204.
2. *Bulletin Société cliniq.*, 1880.
3. *Union médicale*, 1852, p. 372.
4. Martin, thèse de Paris, 1881.

une somnolence assez accusée, mais les troubles de la sensibilité et du mouvement ne se sont plus jamais reproduits.

Cette perméabilité des lymphatiques peut présenter de nombreuses variations. Si l'absorption paraît être facile chez notre malade (obs. I) par contre nous voyons un malade de M. Beaumetz (1) recevoir par erreur une injection de 130 grammes de laudanum et ne présenter à la suite aucun phénomène d'intoxication.

Tels sont les troubles que l'organisme peut subir après pénétration dans l'économie, de substances médicamenteuses. A côté de ceux-ci viennent se placer des *troubles* que l'on pourrait appeler *de cause mécanique*.

En première ligne se place *la toux*, phénomène essentiellement réflexe, et que l'on observe assez fréquemment lorsque l'injection est faite directement dans la cavité, le jet venant frapper contre la paroi, ou bien encore si le liquide étant poussé dans le drain le jet a une certaine intensité. Le tube étant unique, s'il est comprimé par les bords de la plaie, de manière à empêcher le reflux du liquide injecté, la pression augmentant les mêmes accidents peuvent se produire. Cette toux nous l'avons constatée chez nos malades des observations I. IV, V. Elle est indiquée dans l'observation III de la thèse de Peyrot, et dans une observation du Dr Abeille (2). Dans l'observation I nous avons pu noter une certaine *anxiété* toutes les fois que la colonne liquide frappait directement contre la partie antérieure de la paroi interne du sac pleural. On ne peut dans les cas qui précèdent et qui nous sont propres accuser que le choc, l'ac-

1. *Bull. Soc. méd. hôp.* 1872, p. 205.
2. *Gaz. méd.* de Paris 1874, p. 301.

tion du froid étant mis hors de cause par la précaution que nous avions de n'injecter que des liquides à une température voisine de 37°.

Si la qualification d'accidents ne saurait convenir aux faits que nous venons d'indiquer, il n'en est point de même pour ceux que nous allons passer en revue.

Dans le cours de 1875, M. Maurice Raynaud (1) le premier communiqua à la Société médicale des hôpitaux l'observation de deux malades chez lesquels il avait pu voir se produire des *accidents nerveux épileptiformes* à la suite d'injections pratiquées dans la cavité thoracique à une époque éloignée de l'opération. Un des deux ayant même succombé à la suite d'un accès, l'autopsie ayant été faite, avec examen histologique du bulbe, on ne put découvrir de lésion matérielle. Il n'existait aucune trace d'embolie.

Dans le « *British medical Journal* » (27 octobre 1876) nous trouvons un cas à peu près identique aux deux précédents. Le malade opéré d'empyème fut pris à la dixième injection, subitement de syncope, de convulsions, tomba dans le coma et mourut. L'autopsie fut muette.

Des accidents semblables ont été vus par M. le professeur Brouardel, par Viry (2 cas. *Union méd.* 1878, p. 760) ce dernier, à côté de ces deux cas, rapporte un fait de ce genre observé par le major Frilley, en 1874, à l'hôpital militaire de Strasbourg. Nous trouvons encore mentionnés dans la thèse de Martin (1881) 2 cas de Dumontpallier, 1 de Jules Simon, 1 de Bergeron, 1 de Vallin, 1 de Roger,

1. *Union méd.* 20 novembre 1875.

1 de Goodhart (1). Ce sont là de véritables accès d'éclampsie. A ces cas nous ajouterons, le cas de Walker publié dans la *Gazette médicale* de Strasbourg (1er janvier 1876) qui, bien que se rapprochant des cas que nous venons de citer, s'en éloigne cependant en un point, c'est qu'après l'accès épileptiforme on put constater que le malade avait perdu l'usage d'un de ses membres, et que la sensibilité avait disparu. Dans un second accès ce fut le membre supérieur du côté opposé qui fut atteint dans ses fonctions. Un retour partiel se produisit plus tard. Mais le malade conserva toujours une certaine *faiblesse dans les bras, avec engourdissement et fourmillements*. En présence de ces symptômes et se basant sur les expériences de Feltz sur les embolies capillaires, le Dr Walker n'hésite pas à rapporter ces accidents à la présence de petits embolus transportés par le courant sanguin dans la circulation cérébrale et venant oblitérer de fins ramuscules.

Les Drs Raynaud et Cayley rapportent tous les accidents dont ils ont été témoins à une action réflexe. Le plus grand nombre nous a paru n'avoir pas d'autre explication.

Dans un cas d'empyème, Roser dans le but de faciliter l'écoulement du pus pratiqua des injections d'air et vit survenir à la suite de cette manœuvre des phénomènes hémiplégiques avec aphasie.

On pourrait rapprocher ce fait de celui du Dr Walker.

Tels sont les faits que nous avons appelés de cause mécanique et que l'on peut voir arriver dans le cours du

1. M. Dauchez vient d'en communiquer une observation nouvelle à la *Société anatomique* (séance du 14 juin 1881).

traitement de l'empyème. Une chose est digne de remarque, c'est que les troubles nerveux que nous venons de citer en dernier lieu se sont à peu près tous montrés à une époque déjà assez éloignée du moment de l'opération, la cavité étant en voie de guérison.

Dans tous ces cas la nature du liquide ne paraît pas devoir entrer en ligne de compte dans la production de ces phénomènes morbides.

Dans certaines observations, celles de M. le Dr Brouardel, de Bergeron, toutes les précautions contre la violence du jet et l'augmentation trop grande de la pression ont été prises, et les accidents ne s'en sont pas moins montrés.

Nous n'avons pas vu mentionnée dans toutes ces observations la température du liquide.

Est-ce elle qu'il faudrait incriminer? ou bien le simple contact?

Toujours ressort-il un fait de tout ceci, c'est que l'on doit user des plus grandes précautions en pratiquant une injection intra-pleurale, et que malgré ces précautions on aura encore parfois à redouter certains accidents.

CHAPITRE IV

Après avoir exposé les complications et les conséquences de l'opération de l'empyème, il nous reste à voir le pronostic que d'une façon générale, on peut aujourd'hui porter sur cette opération.

Ce sera là la conclusion de notre travail.

Nous ne chercherons point à faire de statistique, à aligner des chiffres. Cette question est trop délicate et serait au-dessus de nos forces et des moyens dont nous disposons.

Nous rappellerons seulement pour mémoire le discrédit dans lequel était tombé la thoracotomie avant la seconde moitié de notre siècle, et les désastreux résultats obtenus par des chirurgiens tels que Dupuytren, A. Cooper, Velpeau, Begin, etc.

En 1841, semblant prévoir les changements qui devaient survenir dans les résultats de cette opération, Sédillot disait : « Nous croyons que mieux comprise, mieux appliquée, elle offrirait à l'art les plus heureuses ressources et déterminerait toujours du soulagement et souvent des guérisons inespérées. »

Depuis, grâce à l'introduction des lavages souvent répétés, et de l'emploi de liquides antiseptiques, la thoracotomie est devenue bien moins meurtrière que par le passé, et il n'est pas de médecin qui n'ait eu à enregistrer des succès. Nous pouvons citer, presque au hasard, les résultats obtenus par MM. Moutard-Martin, Bacelli, Estlander, Thomas, Carré, etc. Dans l'ensemble des cas par eux rapportés la proportion des insuccès n'est guère que de un sur dix. C'était la proportion inverse que l'on voyait autrefois.

Mais si l'opération de l'empyème peut donner des guérisons définitives dans les cas de pleurésie purulente simple, dans d'autres circonstances où l'inflammation de la plèvre est sous la dépendance d'une néoformation, tubercule ou cancer, ce ne sera évidemment qu'une opération palliative. Elle pourra rendre cependant encore de grands services, en procurant une survie plus ou moins longue aux malheureux dont l'organisme est envahi par la diathèse, et qui auraient fatalement succombé plus tôt par le fait de leur épanchement pleural.

C'est ainsi que le Dr Labbé a pu prolonger d'un certain temps la vie d'un malheureux atteint d'un cancer du poumon et de la plèvre.

L'âge de l'opéré paraît devoir être pris en considération.

Cette opération semble mieux réussir chez les enfants. Les chances disparaissent à mesure qu'approche la vieillesse.

Dans un discours prononcé à l'Académie de médecine en 1872, Chassaignac ne croit pas à la possibilité de la guérison chez les sujets âgés de plus de 40 ans.

Cette proposition est peut-être un peu exagérée, car nous avons relevé dans nos recherches plusieurs cas où cet âge est largement dépassé. M. Moutard-Martin (1) a eu deux heureux résultats chez deux malades ayant 52 et 54 ans.

1. *Loc. cit.*

Dans une observation publiée par Rousseau (1) en 1874 le malade avait 68 ans et guérit. Nous en avons vu nous-même un cas parfaitement guéri, l'opéré avait 62 ans.

Le plus grand nombre des opérés appartient au sexe masculin, ce qui répond à la plus grande fréquence chez l'homme, de la pleurésie purulente.

Nous ne pouvons rien dire même d'approximatif sur la durée de la maladie ; les conditions changeant avec chaque malade. Toutefois on peut dire que si l'épanchement est récent, si la plèvre est peu épaissie, si le poumon n'est le siège d'aucune altération ou s'il existe seulement des altérations peu accusées, le malade sera dans de bonnes conditions.

Si par contre le poumon est soumis depuis longtemps à la pression de l'épanchement, s'il est le siège de lésions plus ou moins profondes dans sa structure, si la plèvre a été épaissie par une prolifération cellulaire abondante avec transformation fibreuse consécutive, dans ces cas la guérison, si tant est qu'elle arrive, se fera attendre longtemps ; c'est alors qu'on voit les déviations vertébrales persister, et devenir de vraies infirmités.

La guérison peut arriver après un temps relativement court. Cette durée fut de onze jours seulement chez un malade de J. Ewart (2).

D'autres fois par contre la cavité peut persister indéfiniment, le malade peut conserver toute sa vie une fistule thoracique.

1. *Union méd.* janvier 1874.
2. *The Lancet*, décembre 1873.

Le poumon bridé par des fausses membranes ou la plèvre épaissie, altéré dans sa structure, est incapable de dilatation, la cavité pendant un certain temps n'en diminue pas moins, grâce à l'affaissement de la paroi thoracique, mais cet affaissement a une limite qu'il ne peut dépasser. Le diaphragme est refoulé en haut et contribue ainsi à restreindre le kyste. Mais toutes ces modifications sont parfois insuffisantes et l'oblitération de la cavité ne peut plus être espérée que par la production de bourgeons charnus sur les surfaces du kyste. C'est alors qu'on voit le pus faire place à la sérosité qui antérieurement s'écoulait par la plaie. C'est là ce qui paraît vraisemblablement se passer chez le malade de notre observation II.

Ce bourgeonnement faisant défaut, la cavité persiste avec ses dimensions.

Si le malade guérit, on voit peu à peu le côté affaissé se relever, la respiration est perceptible chaque jour sur une plus grande étendue, la scoliose disparaît insensiblement et tout tend à rentrer dans l'état normal.

Le côté sain de la poitrine d'ordinaire plus développé par suite de la suppléance fonctionnelle du seul poumon perméable, conserve toujours des dimensions plus considérables, la respiration y est presque toujours plus active et le murmure vésiculaire plus fort.

La mort, quand elle arrive à la suite de l'opération de l'empyème, est le plus souvent produite par la septicémie. Plus des trois quarts des cas malheureux sont imputables à cette complication.

L'hémorrhagie primitive ou secondaire, le développement d'une tuberculose ou son évolution, dans d'autres circonstances la dégénérescence amyloïde, ou les accidents qui peuvent se montrer après les injections, telles sont les affections, maladies ou accidents auxquels on doit le plus grand nombre des insuccès.

Ajoutons encore qu'une certaine part, dans les cas qui se terminent d'une façon fâcheuse, tient à ce que l'opération a été faite trop tard. Ici comme pour la thoracentèse faite dans ces mêmes conditions, l'intervention chirurgicale sera insuffisante à lutter contre les altérations déjà subies par l'organisme.

OBSERVATIONS

Observation 1

Pleurésie datant de dix mois. Opération de l'empyème. Perte du drain dans la cavité. Tuberculose pulmonaire.

Isidore Sollagé, 30 ans, ouvrier, entre le 5 septembre 1879, à l'Hôtel-Dieu de Marseille, salle Aillaud, n° 35, service de M. le professeur Fabre, porteur d'une pleurésie à droite.

Les antécédents personnels sont bons, le malade n'accuse aucune maladie antérieure. Il ne peut nous fournir aucun renseignement sur la santé de ses parents, n'en ayant jamais connu.

Il est souffrant depuis dix mois environ, et attribue son affection à l'action du froid (pluie). Il fut pris alors, d'une douleur dans le côté, de fièvre et de gêne dans la respiration. Il est traité pendant longtemps pour sa pleurésie. Enfin voyant son état empirer chaque jour, ses forces décroître, son appétit disparaître et son oppression augmenter, il se décide à entrer à l'Hôtel-Dieu de Marseille où nous le trouvons dans l'état suivant :

Gêne très grande de la respiration. La déformation de la cage thoracique frappe au premier abord. La mensuration nous donne à droite 47, à gauche 42 11me dorsale.

49 — 45 8me —

47 — 45 4me —

La paroi n'est pas œdématiée.

La pointe du cœur bat dans le sixième espace intercostal à deux travers de doigts en dehors du mamelon. Les caractères des bruits ne sont en rien modifiés. Les battements en sont fréquents.

Matité dans toute l'étendue du côté droit. Absence complète de bruit respiratoire. Absence de vibration. A gauche respiration supplémentaire, à caractère rude, râles sibilants et sous-crépitants disséminés. M. le professeur Fabre nous dit avoir entendu des craquements dans la fosse sus-épineuse. Nous n'avons pu pour notre compte les percevoir.

Le malade tousse d'une toux sèche. Quelques crachats visqueux, blancs, non aérés.

La dyspnée, nous dit-il, a des paroxysmes. Tous les soirs il a de la fièvre, et est pris pendant la nuit de sueurs profuses.

L'appétit est faible, les digestions difficiles ; pas de diarrhée.

Les jours suivants la dyspnée augmentant et les accès de suffocation devenus plus accentués et plus rapprochés, on fait le 10 une ponction avec l'aspirateur Potain, et on donne ainsi issue à deux litres au moins de liquide séro-purulent. Le malade est soulagé par cette ponction.

La mensuration nous donne 46, 45,5, 45.

Le 17 *septembre.* — L'épanchement s'est reproduit et la poitrine mesurée nous donne une augmentation notable sur les mesures prises le 10 (47-47-47).

Le 20. — On fait une nouvelle ponction.

Le 21. — Sur l'invitation de notre maître nous pratiquons l'opération de l'empyème, le liquide s'étant reproduit très rapidement et avec les mêmes caractères.

L'incision porte sur le sixième espace intercostal, sur le prolongement de la ligne axillaire antérieure. Nous procédons avec lenteur à la section des divers plans, nous rapprochant du bord supérieur de la côte inférieure le plus possible, pour éviter l'intercostale qui à ce niveau a quitté la gouttière costale. Aucun écoulement sanguin. La plèvre est incisée dans un dernier temps sur une étendue de 4 centimètres environ. Un flot de liquide séro-purulent est expulsé. Le malade est pris de quintes de toux qui projettent le liquide au loin ; crachats blancs, visqueux ; il est pâle, se sent défaillir. Le pouls est fréquent, petit. Le malade est placé dans la position horizontale ; des cordiaux lui sont administrés ; il n'y a pas de syncope. La quantité de liquide évacué est évaluée à cinq ou six litres. Pas de fausses membranes. La mensuration nous donne 44, 45, 46, en procédant de bas en haut au niveau des onzième, huitième et quatrième dorsales. Lavage de la poitrine à l'eau tiède ; application d'un drain volumineux, fixé à la paroi thoracique ; pansement cératé, bandage de corps.

L'incision est faite en avant pour permettre au malade de pouvoir rester couché sur le dos sans souiller son lit, ce qui arrive fatalement l'incision étant faite sur la ligne axillaire postérieure à moins que le malade ne se couche sur le côté sain, et ajoute ainsi un obstacle de plus au fonctionnement physiologique du poumon et par suite à l'hématose.

Les jours suivants les pansements sont faits trois fois par jour. Lavages à l'eau alcoolisée.

Le malade se sent beaucoup plus libre pour respirer, le pouls conserve sa fréquence.

Le 25. — Le liquide de la plèvre prend une odeur très-forte et désagréable pour le malade et ses voisins. Les injections alcoolisées sont remplacées par une solution d'hyposulfite de soude 20/1000.

27. Ces injections ne donnent aucun résultat, on y substitue une solution d'acide phénique 10/1000, qui n'agit guère mieux malgré des pansements portés à quatre par jour. Aucun trouble du côté des urines. Le malade est pris de diarrhée, l'odeur des matières fécales est infecte, on est obligé d'emporter hors de la salle le vase qui a servi au malade après chaque garde robe. L'appétit est nul.

Le 28. — On associe à l'acide phénique des injections chloralées 50/1000. Des phénomènes d'absorption se produisent (une certaine quantité de liquide étant laissée dans la poche pleurale). Le malade est plongé dans un sommeil dont on a grand peine à le tirer le lendemain matin, et dans lequel il retombe peu après malgré des aspersions d'eau froide, la flagellation. Cet état a persisté tout le jour. La sensibilité est obtuse et le malade inerte. On crut même à l'existence de phénomènes cérébraux.

Le côté sur lequel le malade est couché est d'un rouge très accusé, surtout la face. Cette rougeur ne disparaît que fort lentement, le malade étant placé dans une autre position. En face de ces accidents la dernière injection que l'on fait à dix heures du soir est faite avec de l'eau phéniquée. Le malade ne dort que très peu pendant la nuit qui suit.

Les jours suivants l'insomnie persiste.

M. le professeur Fabre utilise la voie d'absorption qui lui est offerte, et fait reprendre les injections chloralées en pansement du soir, mais en ayant soin de diminuer la dose de solution laissée dans la poitrine. Le malade put dormir.

Ce traitement est continué.

Le 2 octobre. — Nous trouvons 40, 42, 42,5.

Le 9. — 40, 40,5, 42. Le malade étant assis on peut injecter 600 gr. d'eau sans que le liquide ressorte.

Le 10 et jours suivants. — Le malade est pris de fièvre, il a des frissons, la diarrhée se montre et persiste, le pus redevient fétide.

{0,30 bromhydrate de quinine.
{0,08 opium en deux cachets.

Diascordium, confiture cynorrhodon.

Injections quatre fois par jour. Ces phénomènes s'amendent sous l'influence de ce traitement.

Le 21 octobre. — Frisson intense, aucune modification dans le liquide expulsé par la fistule.

Si l'on pratique l'auscultation, l'orifice pleural étant fermé, on peut entendre en arrière la respiration dans presque toute la hauteur de la poitrine; dans l'aisselle absence de bruits respiratoires.

Le 21 octobre. — C'est-à-dire un mois juste après l'opération, nous trouvons à la mensuration 40, 40, 42, au lieu de 47, 49, 47.

Le sternum est fortement dévié à gauche; la scoliose très accusée.

Le 23. — Frisson violent; le malade est dans un état de prostration très grand. Bromhyd. quin. 0,40, vin quinquina, Bordeaux, thé alcoolisé.

Injections iodées à 5 pour cent, en remplacement de la solution phéniquée.

Le 27. — La diarrhée a repris depuis quelques jours. Le malade a maigri sensiblement. Le pus a une odeur fétide. Le malade étant assis, en injectant de l'eau tiède dans la cavité on peut la voir refluer par l'orifice, la quantité injectée étant environ de 400 grammes. Le malade étant couché à l'horizontale il faut pour remplir la cavité 1200 gr. de liquide.

Le 2 décembre. — Au soir en arrangeant ses pièces de pansement, le malade s'aperçoit que le drain a passé dans la cavité pleurale, les bouts de fil retenus par du diachylum pendent au dehors, le malade fait quelques tractions, les fils se rompent et le tube est en plein perdu dans cette vaste poche.

Le 3 décembre. — A la visite du matin nous trouvons notre malade en proie à une vraie terreur. Il nous raconte son aventure. Après l'avoir rassuré, nous nous mettons en devoir d'extraire le corps étranger, nous pratiquons une injection abondante, nous faisons faire quelques mouvements à notre malade pour essayer de déplacer le drain, et le porter dans la partie externe et antérieure de la cavité. Le malade se tient incliné en avant et à droite. Nous sommes assez heureux pour saisir le drain par une de ses extrémités au moyen d'une longue pince courbe et nous le retirons sans peine. Dans le but d'éviter l'écoulement par l'extrémité externe du tube, le malade avait obturé la lumière avec un morceau de bois mesurant environ 4 centim., ce qui aurait pu rendre l'extraction plus difficile.

Les jours suivants rien à noter, la diarrhée a disparu, l'appétit est revenu. L'état général devient meilleur.

Pendant les injections, si le liquide est projeté directement dans la cavité, sans l'intermédiaire du drain, lorsque le jet vient frapper à la partie antérieure de la paroi interne, le malade accuse une certaine douleur ; il est pris de quintes de toux, sa figure accuse l'anxiété, la respiration est modifiée dans son rhythme. Elle devient saccadée.

Le 29 décembre 1879. — Nous prenons avant de quitter le service une dernière mesure, elle nous donne 38, 37, 39. Le malade étant à l'horizontale, nous pouvons injecter encore 800 grammes de liquide sans regorgement par l'orifice fistuleux. Un thermomètre nous servant d'instrument explorateur pénètre perpendiculairement à une profondeur de six centimètres.

Le malade quitte peu après les hôpitaux et va vivre au grand air, à la campagne.

Pendant son séjour dans les salles de l'Hôtel-Dieu on fut obligé à plusieurs reprises de dilater l'orifice au moyen de laminaria. Les lavages se faisant mal, le malade était pris de diarrhée, de frissons, le pus devenait fétide. Les tiges de laminaire étaient très mal supportées par le malade, probablement à cause du retrait de la paroi et de la compression qui s'en suivait même avec une dilatation relativement faible.

Le 18 *mars* 1881. — C'est-à-dire dix-huit mois après l'opération, nous allâmes à la recherche de notre malade que nous trouvâmes dans un état assez satisfaisant de santé au premier aspect. Sans avoir, à proprement parler, engraissé il est beaucoup moins maigre qu'à sa sortie de l'hôpital. Il tousse, sa toux ne l'incommode pourtant pas, ses crachats sont purulents. Dès qu'il fait une ascension ou qu'il hâte le pas, sa respiration devient insuffisante, il est obligé de s'arrêter. Son appétit est bon, mais les digestions sont difficiles.

Les nuits sont bonnes, mais à une condition toutefois, condition indispensable, dit-il, c'est qu'il se soit fait chaque soir, une injection intra-pleurale d'une solution chloralée et qu'il ait eu soin de la laisser dans la cavité. C'est en prenant ainsi à sa manière ses deux ou trois grammes de chloral qu'il parvient à passer de bonnes nuits. Si le sommeil n'arrive pas à son gré, il se fait une seconde injection.

Son état, nous raconte-t-il, a été assez bon depuis sa sortie de l'hôpital. Il a été seulement obligé de se dilater son orifice par la laminaire à mesure que le drain avait de la difficulté à pénétrer. Pour parer à ce retrait il a même remplacé le drain par une tige cylindrique de caoutchouc, non creuse et qui entre à frottement, empêchant ainsi le liquide pleural de s'écouler au dehors. La longueur de cette tige est d'environ trois centimètres, elle est embrochée à sa base par une tige métallique destinée à empêcher l'accident qui une première fois lui est arrivé à l'Hôtel-Dieu. Les bords de la fistule paraissent fibreux, il y a là une induration circulaire.

La poitrine est considérablement affaissée à droite ; le diamètre antéro-postérieur est surtout réduit. Le sternum est fortement porté à gauche, l'appendice xyphoïde est à cinq centimètres de la verticale abaissée du milieu de la base du manubrium. Les côtes à partir de la troisième se touchent toutes, elles ont subi un mouvement de rotation sur elles-mêmes, les fausses côtes sont manifestement attirées en bas, probablement par l'action des muscles des parois abdominales, elles sont un obstacle à la flexion du corps. Au niveau de l'articulation chondrocostale du côté droit, on trouve une série de saillies dures, probablement osseuses, qui rappellent le chapelet des rachitiques.

La colonne vertébrale est considérablement déviée à gauche, le sommet de la courbe répond à la cinquième dorsale. Courbures de compensation très manifestes surtout à la partie inférieure. Les vertèbres ont subi un mouvement de rotation sur leur axe vertical, plus sensible au niveau du sommet de la courbe.

Le bassin est légèrement abaissé à droite.

La distance de l'ombilic à l'épine iliaque ant. sup. droite est de 15 cent., cette même distance à gauche est de 14 cent.

La mensuration de la poitrine nous donne

Au niveau de la 11e dorsale	à droite	37,5	à gauche	48
8e	—	36	—	48
4e	—	36	—	46

Le cœur est porté un peu à droite. Rien d'anormal.

A l'auscultation : côté gauche : Inspiration rude, expiration prolongée, craquements humides au sommet. Gargouillements dans la région axillaire dans une étendue de plusieurs centimètres. A droite la respiration s'entend, mais faible en avant et en arrrière dans presque toute la hauteur. Absence de bruits dans l'aisselle et à la base en dehors surtout.

Le malade accuse de la douleur dans la région interscapulaire. Il se plaint également d'une douleur occupant la partie interne du bras droit jusqu'au poignet, sans troubles de la motilité ni de la sensibilité.

Il y a une atrophie très marquée de tout le membre droit, des pectoraux, et des muscles de la paroi thoracique droite. Nous ne saurons achever ce résumé sans comparer la première et la dernière mensuration de la poitrine ; c'est là un des points les plus curieux de cette longue observation.

Le 5 septembre 1879 à droite	4ᵉ d. 47.	Le 18 mars 1881	30
	8ᵉ d. 49.	—	46
	11ᵉ d. 47.	—	37,5
A gauche	4ᵉ d. 45.	Le 18 mars 1881	46
	8ᵉ d. 45.	—	48
	11ᵉ d. 42.	—	46

Nous trouvons donc à droite une diminution de 13 centimètres au maximum et de 9 1/2 au minimum. Le plus grand affaissement répond à la partie moyenne de la poitrine ; le plus faible à la partie inférieure, c'est pour nous à la présence du foie qu'est due la prédominance de la demi circonférence inférieure sur la supérieure, comme le démontre la percussion. Nul doute que si la lésion première eût siégé à gauche nous n'eussions eu une différence aussi marquée.

Notons encore dans cette observation, l'augmentation qui siège à la partie supérieure, de 3 centimètres à la partie moyenne, de 4 centimètres à la partie inférieure sur les mesures prises le 5 septembre 1879. Il est bon de faire remarquer ici que lors de l'entrée du malade la pleurésie datait déjà de dix mois, et que par suite de la suppléance fonctionnelle, le côté gauche avait dû probablement augmenter déjà de volume.

L'atrophie musculaire du côté atteint doit être prise en considération dans la différence des mesures prises des deux côtés, mais la plus grande part revient incontestablement à l'affaiblissement de la paroi.

Observation II

Hydro-pneumothorax. Epanchement purulent de la cavité pleurale gauche. Empyème de nécessité. Malade en voie de guérison (Obs. pers.).

H. Soleillet, 29 ans, garçon d'hôtel à bord des Messageries maritimes, teint pâle, taille moyenne, nullement scrofuleux, n'a eu avant 1878 aucune maladie autre que la variole, n'a jamais toussé avant cette époque ; aucune prédisposition aux affections bronchiques ou pulmonaires, n'a jamais eu la syphilis. Il n'y a aucun antécédent fâcheux dans sa famille. Il a un frère et une sœur tous deux jouissant d'une bonne santé. Ce malade, natif de Karikal, a habité quatorze ans Marseille. En fin mars 1878, il est pris d'un fort rhume, dit-il. Le 4 avril il entre à l'hôpital pour une constipation opiniâtre et non pour sa bronchite qui persistait. Il fut traité simultanément pour l'un et pour l'autre. A ce moment là la toux est devenue excessive, les crachats sont d'abord muqueux et aérés, puis deviennent purulents. A la suite d'efforts de toux il eut une hémoptysie considérable qui dura neuf jours. La toux persiste, les crachats sont purulents. Il est pris à la suite d'une quinte de toux, d'une douleur violente dans le côté gauche avec oppression ; il quitte l'hôpital en fin mai.

Le 25 juin. — Ce malade rentre à l'hôpital de la Conception salle Saint-Charles, n° 23. Il est porteur à ce moment d'un hydro-pneumothorax. L'auscultation du poumom droit ne révèle aucun signe de tuberculose pulmonaire. Pourtant on rapporta l'état de la poitrine du côté gauche à la rupture d'une caverne superficielle, consécutive aux efforts de toux. Le malade a de la fièvre, les crachats sont purulents, il est considérablement oppressé. On le considère comme perdu à brève échéance. Le malade demandant à changer de salle on accède à son désir et il est transporté avec toutes sortes de ménagements à la salle Sainte-Marguerite. Nous le vîmes quelquefois les jours suivants et ne nous en occupâmes plus, son état étant sensiblement le même. Le diagnostic porté par M. le Dr Bouisson, chef du service, était bronchite tuberculeuse, hydro-pneumothorax consécutif à l'ouverture d'une caverne. Un traitement fut institué *ad hoc.*

Trois mois après nous sommes tout étonné de voir Soleillet se promener dans l'hôpital. Curieux de savoir ce qu'il était advenu de son hydropneumothorax nous le questionnâmes et l'auscultâmes avec grande attention.

La toux avait diminué, les crachats étaient blancs, muqueux, adhérents, l'oppression légère.

A droite : respiration simplement rude, pas de râles. La voix résonne peut-être un peu plus qu'à l'état normal.

A gauche : matité relative en arrière, on entend la respiration jusqu'en bas. En avant matité absolue, pas de murmure vésiculaire. Aucun râle, pas de frottements. Le cœur est déjeté à droite où on sent l'impulsion cardiaque.

Les bruits sont sourds à gauche, très forts à droite surtout sous la clavicule. La pulsation cardiaque anime la paroi thoracique de mouvements de soulèvement, jusqu'au niveau du mamelon. L'appétit est bon. Les forces reviennent mais lentement.

Se sentant mieux, le malade sort pour la seconde fois de l'hôpital et malgré une certaine oppression il reprend son service à bord et reste six mois en station sur la côte orientale d'Afrique. Il est renvoyé en France par le docteur du bord à cause de sa bronchite et d'une douleur qu'il accuse dans la fosse sus-épineuse à gauche. Les crachats n'ont jamais été purulents. Le traitement consistait en teinture d'iode dans le lait, quinquina, cresson, viandes rôties.

Entré à l'hôpital, salle Saint-Jean-Baptiste, le 23 mai 1879, il en sort, conservant sa toux, un mois après. Il est traité pour son épanchement. Lait, digitale.

Après deux mois de séjour hors de l'hôpital, incapable de faire un travail d'une manière suivie, ayant épuisé ses ressources, il rentre à l'Hôtel-Dieu le 5 septembre 1879 dans le service de M. le professeur Fabre accusant une douleur dans le côté gauche.

Il a de la toux et depuis quelques jours est pris de dyspnée. Matité complète dans tout le côté gauche, absence complète de murmure vésiculaire sauf en arrière le long de la colonne vertébrale. Absence de vibrations. Affaissement de la paroi thoracique à gauche, qui mesure 2 centimètres de moins que le côté droit mesuré au niveau du mamelon. La pointe du cœur bat derrière le sternum. L'impulsion cardiaque est étendue. La base du cœur surtout paraît portée à droite, les bruits y sont nets, claquants ; maximum à 5 centim. du bord droit du sternum. Respiration supplémentaire à droite, rude même, quelques sibilants disséminés, quelques râles muqueux se déplaçant par la toux. Expectoration muco-purulente. Douleur dans le côté gauche, augmentée par la toux qui survient par accès. La dyspnée persiste. Cigarettes de datura, mouches belladonées, vin, quinquina, lait, 0,05 ext. théb. en 2 pilules.

Les jours suivants la toux persiste, mais plus intense, l'expectoration est visqueuse, aérée, elle a perdu sa purulence.

Vu ses antécédents morbides le malade est mis plus tard à l'usage de l'huile de foie de morue iodoformée (iodof. 0,40, h. f. m. 200, ess. menthe 2 gr.). Son état persiste à peu près le même jusque vers le milieu de décembre. A cette époque, Soleillet se plaint d'un point douloureux à la pression situé au niveau de la sixième côte. Un petit phlegmon paraît se développer en ce point, augmentant peu à peu de volume et offrant bientôt la sensation de fluctuation. On attribuait cette tumeur à une carie costale, probablement tuberculeuse. M. le professeur Fabre nous invita à l'inciser. Mais sur notre remarque que la tumeur pourrait bien communiquer avec la cavité pleurale et que cette simple incision pourrait bien être une vraie opération d'empyème, pouvant comporter certaines conséquences, M. le professeur Fabre assista à l'opération, que nous pratiquâmes séance tenante le 24 décembre 1879.

La peau incisée, le malade rendit par la plaie une quantité considérable de liquide séro-purulent, mêlé de nombreuses fausses membranes, qui à plusieurs reprises obturèrent l'orifice à travers l'espace intercostal, et que l'on fut obligé d'extraire avec des pinces. Le phénomène se reproduisant, nous fûmes obligé d'agrandir l'orifice de communication, l'écoulement se produisit alors librement.

Le malade fut pris de toux et à chaque secousse le liquide était projété au loin.

Le pouls était petit, fréquent. Le patient pâle, couvert de sueur, se sentait défaillir.

Nous bouchâmes alors avec la main l'orifice de la plaie, attribuant cet état à une dépression trop brusque et au déplacement trop rapide du cœur et des organes voisins.

Le malade revenu à lui sous l'influence d'excitants, nous pûmes laisser s'achever l'écoulement du liquide en le modérant toutefois. Un lavage avec de l'eau tiède est fait dans la cavité pleurale, et renouvelé jusqu'à ce que l'eau sortit propre. Nous éprouvâmes quelques difficulés pour le placement du drain, soit par le fait de la rétraction concentrique de la plèvre, soit par l'influence du refoulement du diaphragme par les organes abdominaux, refoulement encore augmenté par la contraction des muscles abdominaux produite par la douleur autant que par l'appréhension, nous fûmes obligé de diriger le porte-mêche qui nous servait à cet effet fortement de bas en haut.

Le drain fixé aux parois thoraciques, un pansement simple fut appliqué sur la plaie, une couche de ouate, un bandage de corps pour maintenir le tout.

Le cœur s'est très peu déplacé à gauche il paraît fixé dans sa position anormale. Signes de pneumothorax à gauche. Pouls petit, fréquent. La respiration semble n'avoir rien perdu en fréquence. Potion (8 gr. acét. ammon. 20 gr. alcool. 40 spéc. or. am. lavages trois fois par jour (9 h., 3 h., 10 h.). Eau alcoolisée.

Le 25 décembre. — La nuit a été bonne. La mensuration du thorax, nous donne allant de haut en bas 38, 40, 41, à droite à gauche 38, 37, 37,5. Les mesures sont prises au niveau de l'appendice xyphoïde, au niveau du mamelon, et au niveau du manche du sternum (le bras étant placé sur la tête).

Rien à noter les jours suivants, le malade n'a pas de fièvre. La toux persiste, les crachats sont blancs, visqueux.

A cette époque nous quittons le service faisant de temps à autre quelques visites à notre malade.

Ayant quitté Marseille en février 1880, nous laissons le malade dans un état assez satisfaisant, l'affaissement de la paroi thoracique s'accuse de plus en plus, le sternum se dévie sensiblement à droite. La scoliose se produit.

En août nous revoyons notre malade, à peu près dans le même état où nous l'avions laissé. Il a pâli et surtout maigri d'une façon assez marquée.

Il n'y a rien eu à noter de saillant pendant notre absence sauf un petit phlegmon de la paroi thoracique aux alentours de la plaie, terminé par la formation d'un abcès ouvert au niveau de la fistule. Un emphysème de la paroi thoracique se développe à la suite. La paroi externe de l'abcès se sphacèle.

Le malade a été pris, à certaines périodes, de diarrhée très intense et prolongée. Il est toujours soumis à un traitement tonique. Huile de foie de morue, extrait de quinquina, lavages eau iodée 50/1000. Nous revoyons de temps à autre notre malade, il n'offre rien de particulier.

Voici l'état dans lequel nous le laissons en mars 1881.

Les inspirations sont au nombre de vingt-six. Il a toujours ses quintes de toux. L'expectoration est abondante, et consiste en crachats visqueux, incolores, peu aérés. La diarrhée qu'il avait gardée pendant un mois vient de le quitter. L'état général est meilleur, l'appétit est bon. Le pouls est à 98, petit et dur. Le côté droit de la poitrine paraît d'autant plus fort que la rétraction et l'amaigrissement du côté gauche sont plus accentués. Les côtes sont dirigées de haut en bas et de dehors en dedans à droite, beaucoup plus inclinées à gauche, surtout les inférieures. Il existe un agrandissement très net des espaces intercostaux à droite. Ces espaces n'existent plus à bien dire à gauche, sauf pour les trois premiers. Les côtes de la partie moyenne se touchent toutes. Les inférieures sont attirées en bas. Le sternum est porté à droite, l'appendice xyphoïde se trouve à 3 cent. de la perpendiculaire abaissée du milieu de la base du manche.

La colonne vertébrale est déviée à droite très notablement. Le maximum de la courbe est au niveau de la septième dorsale.

Les courbures de compensation sont peu accusées et négligeables.

Cette scoliose s'accompagne de cyphose, la voussure commence vers la sixième dorsale. L'état de maigreur du sujet permet de sentir la face latérale droite des apophyses épineuses dorsales moyennes, indice certain de rotation des vertèbres de gauche à droite. Les côtes semblent s'échapper sous l'angle inférieur du scapulum.

Dépression très marquée sous la clavicule gauche, atrophie musculaire très sensible du même côté. Douleurs dorsales inter-scapulaires. Douleurs en ceinture. Pas de douleurs le long du bras. La pression est douloureuse au niveau de l'omoplate gauche, très peu sous la clavicule.

La pointe du cœur bat à 0,05 cent. en bas et en dedans du mamelon sous les carti lages costaux ; soulèvement très étendu de la paroi thoracique. Les bruits s'entendent sur une grande étendue, ils ne présentent aucune altération, le deuxième bruit de la base est claquant. Respiration rude, supplémentaire sous la clavicule droite. Pas de râles. Résonnance de la voix très prononcée ; exagération des vibrations thoraciques. Expectoration abondante, incolore, visqueuse.

A gauche : la respiration s'entend, mais faiblement le long de la colonne vertébrale en arrière, un peu mieux sous la clavicule au sommet ; absence en bas et en avant, ainsi que dans l'aisselle.

Digestions difficiles, pesanteur après les repas, le ventre est ballonné. Rien du côté des reins. Le sommeil est bon.

La poitrine mesurée aux mêmes hauteurs donne à droite 38, 41, 42, à gauche 35, 33, 35.

La cavité peut contenir encore 300 grammes de liquide. Le liquide qui s'en écoule est un pus à odeur forte, crémeux. Injection sulfate de zinc à 2 gr. 50 pour cent.

Je dois à l'obligeance de M. Boy, interne des hôpitaux de Marseille, les renseignements suivants sur l'état du malade, à la date du 18 juin 1881.

L'appendice xyphoïde se trouve à quatre centimètres de la perpendiculaire abaissée du milieu de l'espace interclaviculaire.

Les fausses côtes sont notablement abaissées.

Les sixième, septième, huitième et neuvième côtes gauches se touchent, l'espace intercostal n'existe plus.

Le cœur bat à 4 centimètres en bas et en dedans du mamelon gauche.

Pouls fréquent, 88.

A droite : le mamelon est à 12 centimètres de la clavicule et à 9 du sternum.

A gauche ces mêmes distances sont de 10 et 6 centimètres.

Scoliose très marquée.

Mensuration de la poitrine à droite 38, 41, 41.
à gauche 35, 34, 35.

Respiration : côté sain : rude.

Côté malade : La respiration est faiblement perceptible dans la gouttière costo-vertébrale, non soufflante. Pas de râles. En avant nulle dans toute l'étendue, sauf au sommet où on l'entend faiblement. on peut injecter encore 210 grammes de liquide dans la cavité.

Réflexions. — Ce malade est intéressant à plus d'un titre. Est-il tuberculeux? Pour nous qui avons pu suivre de près et pendant trois ans à intervalles ce malade, le fait est douteux. Nous n'avons jamais pu constater de signe manifeste de tuberculose. Les crachats, non purulents, non-seulement ne contiennent pas aujourd'hui de fibres élastiques, mais les globules de pus même y sont très rares. A quoi est due la perforation pulmonaire qui s'est produite en 1878? Est-ce à la rupture d'une caverne? Est-ce à de l'emphysème sou-spleural? Est-ce à un abcès du poumon? Nous ne le pouvons dire. En admettant qu'il soit tuberculeux, nous trouvons-nous en présenee d'une tuberculose modifiée par l'affaissement du poumon? Car dans les conditions déplorables où vit ce jeune homme, vivant depuis trois ans dans un milieu hospitalier au centre d'une grande ville, produisant du pus en abondance, respirant mal par suite de la privation d'un poumon, épuisé par des déperditions de tout genre, ce sont là, ce nous semble, autant de conditions propres à hâter le cours d'une tuberculose ou à la développer. Eh bien ce malade résiste. Et s'il a encore assez de force pour attendre encore quelques mois, nous ne serions pas étonné qu'il prît le dessus et laissé tel que n'arrivât à guérison complète. Notons chez lui l'affaissement du côté atteint, antérieurement à l'opération, l'aplatissement considérable qui lui a succédé, le déplacement du cœur et la persistance de ce déplacement, l'abondance de fausses membranes, le phlegmon, l'emphysème de la paroi, la scoliose doublée de cyphose, l'absence de courbures de compensation, l'amaigrissement qui s'est montré du côté malade, sans trouble manifeste de la motilité ni de la sensibilité.

Observation III

Pleurésie purulente. Empyème de nécessité. Malade en voie de guérison (obs. pers.)

Cette observation a été complétée avec les renseignements qu'ont bien voulu nous fournir nos amis M. le Dr Raynaut, chef de clinique chirurgicale à l'hôtel-Dieu de Marseille, et M. J. Boy, interne des hôpitaux. Nous les remercions sincèrement de leur obligeance.

Floret Alf. 11 ans, entré dans le service de clinique du professeur Combalat (de Marseille) le 2 novembre 1880. Cet enfant a eu il y environ quatre ans la scarlatine; vers la fin de sa maladie des phénomènes graves se seraient manifestés du côté de la poitrine. Deux vésicatoires ont été successivement appliqués sur le côté gauche. L'enfant étant en pleine convalescence aurait fait une chute, et la contusion aurait été surtout marquée dans la région sous-mammaire gauche. Au dire de la mère, un mois environ après cette chute, un médecin aurait ouvert en ce point un abcès, duquel serait sorti une quantité considérable de pus. L'orifice est devenu fistuleux et l'écoulement de pus constant.

État du malade à l'entrée. — L'orifice fistuleux siège dans le septième espace intercostal, 4 centimètres environ au dessous du mamelon et un peu en dehors (1 cent. de la verticale passant par ce point). Le pertuis est très étroit, le trajet sinueux. L'enfant se mettant sur son séant l'écoulement se produit plus abondant. La mensuration indique une diminution très notable du côté gauche, que l'on voit du reste manifestement affaissé. Il existe une scoliose très sensible à convexité droite.

La percussion est sonore à droite, à gauche le son est mat dans toute l'étendue en arrière, la matité n'est pourtant absolue qu'à la base ; en avant : diminution de sonorité sous la clavicule, matité en bas.

A l'auscultation : respiration rude, puérile, à droite pas de râles. A gauche : le murmure vésiculaire est très affaibli, mais perceptible cependant dans une grande partie en arrière ; absence totale à la partie inférieure ; égophonie vers l'angle inférieur de l'omoplate. En avant : dans la région sous-claviculaire, la respiration est légèrement soufflante. Râles semblables à de gros sous-crépitants que l'on attribue à des frottements pleuraux.

Toux peu fréquente, expectoration nulle ; état général assez bon ; appétit excellent.

Léger engorgement des ganglions cervicaux et sous-maxillaires.

Déformation de la pulpe digitale extrêmement accusée, avec coloration violette. Les ongles sont recourbés, le grand diamètre de la pulpe est notablement diminué, le diamètre transverse est par contre très augmenté.

2 c. solution Odet. sp. protoiodure de fer.

Dans le cours du mois de novembre la fistule s'oblitère, on cesse les injections. L'état général se maintenant bon, on pense approcher du terme de la maladie. Mais dans les premiers jours de décembre la paroi thoracique rougit, devient douloureuse à la pression, l'enfant perd l'appétit qui jusque là était très bon, son caractère change. M. le professeur Combalat en face de ces symptômes, pensant à la reproduction du pus, pratique le 3 décembre une large incision de toute l'épaisseur de la paroi.

Avant l'opération la mensuration nous donne :

A droite quatrième dorsale.	32	à gauche. . . .	26
— au niveau de la mamelle. .	32,5	—	28,5
— au niveau de l'appendice xyphoïde.	35	— . . .	25,5

La distance des fausses côtes à l'épine iliaque antéro-supérieure est à gauche 9 centimètres, à droite 10.

A la simple vue, les mouvements d'inspiration sont plus accusés à droite.

L'ouverture pratiquée donne issue à une très grande quantité de pus jaunâtre, assez épais, d'une odeur insupportable. Des injections sont pratiquées à la suite avec de l'eau phéniquée faible. Un drain est placé.

Les jours suivants tous les symptômes fâcheux qui s'étaient montrés diparaissent.

Le 22 décembre. — On remplace les injections phéniquées par des injections iodées 5/100.

Le 15 janvier. — On replace le drain, qui avait été enlevé quelques jours auparavant.

Le 27. — L'examen du malade nous donne, à la percussion : sonorité à droite dans toute l'étendue ; à gauche, résonnance sous la clavicule, mais moins marquée qu'à droite, matité en bas en arrière.

A droite : respiration rude, aucun râle.

A gauche : souffle bronchique au niveau du hile, égophonie ; la respiration s'entend faiblement dans l'aisselle. Sous la clavicule râles analogues à des craquements humides, dont la nature est douteuse.

La distance des fausses côtes à l'épine iliaque antéro-supérieure est de 7 centimètres à gauche, de 10 à droite.

L'extrémité de l'appendice xyphoïde est portée à droite et se trouve à 2 centimètres de la verticale abaissée de l'espace interclaviculaire.

La mensuration donne à gauche. . .	26	à droite. . .	32
— — . . .	25	— . . .	33
— — . . .	25	— . . .	34,5

Le nombre des inspirations est de 36.

Rien de particulier à noter dans le cours de février. On change le drain contre un plus volumineux. La suppuration est abondante et a conservé une certaine fétidité.

Le 24 mars. — Nous examinons le malade pour la dernière fois. L'auscultation n'a changé en rien. La percussion donne, en dehors du mamelon, un bruit analogue au bruit de pot fêlé. Nous ne pouvons percevoir les bruits que nous avions perçus dans notre précédent examen ; pas de toux, expectoration nulle. Rien au cœur, qui bat à peu près à sa place, léger déplacement à droite.

Les côtes sont abaissées, elles se touchent à la partie moyenne ; les supérieures ont gardé leurs distances, les inférieures abaissées paraissent plus écartées les unes des autres.

Mensuration	à droite	30,	à gauche	26
—	—	33	—	25,5
—	—	34	—	25

La colonne vertébrale a éprouvé une forte inflexion à droite, le maximum de la courbe répond à la septième dorsale. Il existe un léger degré de cyphose dans la partie supérieure, et deux courbures compensatrices une à la région lombaire, l'autre à la région cervicale.

La verticale passant par l'épine iliaque antéro-supérieure rencontre les fausses côtes à 0,07 à gauche, à 0,13 à droite.

Le bassin est légèrement dévié à droite.

Le 17 *juin* 1881. — Le malade est dans l'état suivant.

État général bon. La suppuration est abondante et a conservé sa fétidité. La respiration s'entend faiblement dans toute l'étendue du poumon gauche en arrière, elle est très obscure à la base. Quelques bruits de frottement en arrière et sur le côté pendant les grandes inspirations. En avant et en dehors obscurité complète, bruits de frottement isochrones aux bruits du cœur.

L'appendice xyphoïde est à 2 centimètres de la perpendiculaire ; fausses côtes très abaissées ; renflements au niveau des articulations chondro-costales. La poitrine est très notablement affaissée, mouvement de rotation des côtes, la face interne de la côte inférieure recouvre en partie la face externe de la côte supérieure. Les espaces intercostaux n'existent plus à la partie moyenne. Pouls 100, respiration fréquente. Rien au cœur, qui est porté légèrement vers la droite.

Le mamelon gauche est plus rapproché de le clavicule et du sternum; il est à 9 centimètres de la clavicule, à 5,5 du sternum alors que pour la droite ces chiffres sont de 11 et 8.

Mensuration à droite 30,5, à gauche 26
— — 33 — 24
— — 34 — 25,5

La déviation persiste aussi sensible que lors du dernier examen. La différence n'est pas appréciable, s'il en est une.

Douleur entre les deux épaules et dans la région axillaire gauche.

Remarques : Malgré la fétidité du pus, et une suppuration prolongée, l'état général est bon. La scoliose est très accusée chez ce petit malade, il existe deux courbures de compensation et de la cyphose.

La déformation de la pulpe digitale est extrêmement forte. L'aplatissement du thorax du côté malade est très accentué comme l'indiquent les mensurations ci-dessus.

Observation IV

Pleurésie purulente. — Abcès multiples de la paroi thoracique. — Empyème. — Mort. (*Obs. pers.*)

G... (Charles), âgé de sept ans, salle Saint-Louis, service de M. le Dr Archambault, hôpital des Enfants-Malades, entré le 24 mai 1881.

Les antécédents de cet enfant sont bons. Il n'y a dans sa famille aucune trace d'affection tuberculeuse ou scrofuleuse. Deux générations vivent encore. L'enfant n'a jamais été malade antérieurement. Il y a deux mois et demi il est pris de douleurs dans le côté, avec gêne de respiration, traité en ville (vésicatoires). En même temps se montre une tumeur dans la région sous-claviculaire.

A son entrée, il se présente dans l'état suivant : la face est pâle, les muqueuses sont décolorées, maigreur très grande, ayant apparu peu à peu depuis le début de la maladie. L'appétit est bon, le malade dort bien, selles normales.

Le côté droit du thorax est sensiblement plus développé que le côté gauche ; déviation de la colonne vertébrale à droite. Dans la région sous-claviculaire est une tumeur du volume du poing, fluctuante, pas de changement de couleur à la peau. Ce côté est immobile pendant les efforts d'inspiration. Les vibrations thoraciques sont abolies.

Les veines des parois thoracique et abdominale sont très développées, surtout à droite.

Les veines du cou et du front sont saillantes, elles ne présentent pas de pouls veineux.

A la percussion : matité complète dans toute l'étendue à droite, en avant comme en arrière. Absence de respiration dans toute l'étendue du poumon, souffle le long de la colonne vertébrale à la hauteur de la grosse bronche. Pectoriloquie aphone perceptible seulement dans le tiers supérieur.

A gauche : murmure vésiculaire très fort, à caractère rude, quelques râles disséminés.

Le 27. — Ponction avec l'aspirateur de Potain ; extraction d'un demi litre de liquide purulent. L'abcès sous-claviculaire ne s'affaisse pas.

On note à la partie inférieure de la paroi thoracique antérieure un point douloureux rouge, qui probablement s'abcèdera. Œdème de la paroi en bas et en dehors.

Le 28. — On incise l'abcès sous-claviculaire, pus phlegmoneux.

Le 20 *mai.* — Signes physiques les mêmes ; la pointe du cœur bat à trois centimètres en bas et en dehors du mamelon. Le foie déborde les fausses côtes de trois à quatre centimètres. Le sternum est dévié légèrement à droite. La présence du pus est devenue manifeste en bas au point qui, le 27, était simplement douloureux.

Mensuration	à droite	28,5 ;	à gauche	28
—	—	31	—	28
—	—	32	—	27

Le 31. — Opération de l'empyème, incision de 4 centimètres un peu en arrière de la ligne axillaire, dans le huitième espace intercostal, issue de deux litres de pus environ, sans fétidité. Pendant l'opération le malade pâlit, il est pris de toux assez vive, le cœur bat fréquemment, l'impulsion cardiaque est forte, étendue, le pouls est à 180. Lavages de la cavité avec eau phéniquée faible, tiède. Absence de parallélisme de la section intercostale et de la section cutanée, on y remédie en prolongeant en bas l'incision de la peau.

Un drain est appliqué, coton, bandage de corps.

Le 1er juin. — Mensuration à droite 27, 28, 30,5.

La plaie est atone, grisâtre. Le malade est profondément assoupi. Anorexie, selles normales. Pouls 160. Resp. 44.

Le cœur est revenu vers la droite, la pointe bat à 3 centimètres au-dessous du mamelon. La paroi thoracique droite est œdématiée et douloureuse.

Le 3 juin. — On donne issue au pus qui s'est formé dans l'épaisseur de la paroi. La plaie est grise, les lèvres en sont gonflées. Pouls 170. Respiration 54.

La scoliose s'accuse nettement. Convexité à gauche. Le sternum est dévié vers la gauche.

Le 7 juin. — L'état général devient mauvais, la plaie est grise, recouverte d'une espèce de fausse membrane, l'œdème de la paroi thoracique paraît augmenter. La respiration est fréquente, 56.

Le pouls est à 170. L'enfant est maussade, inquiet. L'appétit est nul, quelques biscuits et un peu de vin de Bagnols sont sa seule nourriture. Il n'y a pas de diarrhée, l'écoulement est peu abondant, séreux et sans odeur. Injection avec eau phéniquée faible. A chaque injection l'enfant est pris de toux.

Mensuration 25, 29, 29.

Le 10 juin. — L'œdème de la paroi a diminué. La plaie a mauvais aspect, les bords en sont décollés et paraissent devoir se sphacéler; le malade ne veut rien prendre, la maigreur s'accuse de plus en plus. L'enfant dort une partie de la journée. Selles normales.

Mensuration 24, 28, 29.

Le 11. — Le petit malade est plongé dans la prostration. On prévoit une issue funeste à bref délai.

La mort arrive à la fin de la journée.

Un instant avant sa mort le malade pris d'un besoin appela la sœur du service; lorsqu'on le remit dans son lit, il chercha une position convenable, baissa la tête, et tout fut fini, il avait cessé de vivre.

Dans le cours de son séjour à l'hôpital, l'enfant n'a jamais présenté de symptômes de septicémie ; il n'a jamais eu ni frisson, ni diarrhée.

Remarquons la rapidité de la déformation et de l'affaissement de la paroi. Le siège étant à droite, on peut voir que la diminution dans l'étendue a surtout porté sur les mesures de la partie supérieure et de la partie moyenne de la poitrine.

Observation V

Pleurésie gauche. Empyème pulsatile. Thoracentèse. Ouverture spontanée de la tumeur. Fistule pleurale. Guérison (obs. pers.).

Le nommé Garrigues Ad., 25 ans, chauffeur, entre le 8 octobre 1877 à l'Hôtel-Dieu de Marseille, salle Ailland n° 14, dans le service du professeur Girard, suppléé par M. Nicolas. Cet homme a joui jusqu'en 1876 d'une excellente santé; à cette époque il fut pris d'une pleurésie à gauche, entra à l'hôpital de la Conception où il fut traité pendant deux mois pour son affection. Il en sortit guéri ou en voie de guérison au bout de ce laps de temps; il reprit son travail de chauffeur et comme tel fit deux voyages en Chine à bord des Messageries. Par suite de l'insuffisance du personnel à un moment donné, Garrigues fut obligé de faire un travail au-dessus de ses forces. Il vit peu à peu ses douleurs thoraciques reprendre plus d'intensité et surtout l'oppression augmenter, au point qu'à son tour il est obligé de suspendre son service. Il entre à l'hôpital peu après son arrivée.

Il se présente à nous porteur d'une pleurésie à gauche. Au-dessous et en dehors du mamelon est une tumeur liquide du volume du poing, animée de battements isochrones aux pulsations du cœur et de l'artère radiale, ce qui fait penser à l'existence d'un anévrysme ; sans que l'on puisse pourtant en indiquer le siège anatomique. Pas de bruit de souffle dans la tumeur dont les parois sont peu épaisses.

Le cœur, fortement dévié à droite et abaissé, transmet une ondulation au creux épigastrique. La pointe paraît battre derrière le sternum; les battements sont forts; pas de lésion d'orifice.

Le côté gauche de la poitrine est manifestement augmenté de volume.

La percussion donne une matité absolue dans tout le côté gauche, même dans la région sous-claviculaire. Absence complète de murmure vésiculaire, souffle tubaire le long de la colonne vertébrale. Absence de vibrations thoraciques.

Respiration supplémentaire à droite; poumon sain, quelques râles muqueux dans toute l'étendue.

Le malade est très oppressé. Sa dyspnée augmente à certains moments sous forme d'accès. Peu de toux; expectoration filante non aérée.

Le cas étant assez curieux, et à cause de l'urgence de l'opération, on provoqua le 12 une consultation. Les avis des consultants furent partagés. Les uns voyaient dans ce cas, anévrysme et pleurésie. Un de nos maîtres, M. le professeur Fabre, seul de son avis, porta le diagnostic d'empyème pulsatile, et proposa séance tenante de pratiquer la thoracotomie. Son avis ne prévalut pas. On eut recours à la thoracentèse, applicable dans l'un et l'autre cas. La plèvre une fois vidée, on aurait ainsi plus de facilité à déterminer l'état de la poitrine, le siège et l'étendue de la lésion vasculaire. La ponction faite en arrière donna issue à environ trois litres de sérosité purulente, pas de fausses membranes. Mais à mesure que se fait l'écoulement, on voit s'affaisser la tumeur de la paroi, et le cœur reprendre sa place. Le malade étant pris de quintes de toux assez intenses on retire la canule.

Le cœur avait repris sa place; le poumon dilaté laissait percevoir le murmure vésiculaire dans une grande étendue de la poitrine. A la base du côté gauche, matité complète, absence de respiration. Il reste encore une certaine quantité de liquide.

La tumeur avait fait place à une cavité qui vide dans le décubitus dorsal, se remplissait le malade assis ou se penchant en avant.

Compression au niveau de la poche dans l'espoir d'en faire adhérer les parois.

Le 13. — Rien de saillant, si ce n'est l'augmentation de l'épanchement et un peu de rougeur au niveau de la peau de la tumeur. Le malade a de la fièvre. La respiration est bonne.

Le 15. — La peau s'ulcère et livre passage pendant la nuit à une certaine quantité de liquide. Douleur assez vive au niveau des bords de la plaie. Signes de l'hydropneumothorax, peu de difficulté dans la respiration. Fièvre. Lavages à l'eau iodée trois fois par jour, quinquina, lait, Bordeaux.

Les jours suivants il se fait un sphacèle des parois de la poche. Un orifice, admettant le petit doigt, fait communiquer à travers le sixième espace intercostal, la plèvre avec l'air ambiant. Lavages, même traitement, pansement simple

Quelque temps après, le malade est pris d'une diarrhée intense qui dure près d'un mois, en dépit de tout traitement.

L'état général est bon, malgré un amaigrissement assez prononcé. Le malade est très pâle. Les injections sont continuées, tantôt iodées, tantôt alcoolisées. Toux pendant qu'on injecte le liquide. Le malade n'offre aucune particularité à notre observation, si ce n'est un affaissement de la paroi thoracique et une légère déviation du rachis à concavité gauche.

Le pus n'a jamais présenté, comme on le voit quelquefois, d'odeur infecte. Le liquide séro-purulent du début fit place à mesure que l'on approchait de la guérison, à un liquide exclusivement séreux.

Le malade sort sur sa demande le 11 avril 1878 après sept mois de traitement. Il persiste une fistule pleurale et une petite cavité contenant encore 50 à 60 grammes de liquide.

La respiration s'entend en arrière dans toute la hauteur. Elle est aussi perceptible en avant ; mais à la base et à la partie externe existe un espace où le bruit respiratoire n'est point perçu.

Observation VI (Personnelle)

Pleurésie purulente. — Ouverture spontanée à travers la paroi thoracique. — Guérison. — Mort longtemps après. — Autopsie.

Le nommé Blanc A., 37 ans, entre à l'Hôtel-Dieu, service de M. le professeur Fabre le 15 octobre 1879.

Cet homme paraît vigoureux, il est fortement musclé. Il est pris, depuis quelques jours, plus particulièrement d'oppression avec douleur dans l'aisselle gauche. Nous le trouvons cyanosé et ayant grand peine à parler. Il nous dit cependant qu'il a déjà été traité à l'hôpital et nous montre une cicatrice située entre la septième et la huitième côte gauche; par là s'est écoulée une quantité considérable de liquide. Il n'y a eu aucune intervention chirurgicale. Les renseignements que m'ont fournis les internes des services dans lesquels ce malade a été, feraient penser qu'il y a eu chez lui une ouverture pleuro-bronchique ayant donné lieu à une abondante vomique, la plaie de communication avec l'extérieur étant déjà obturée.

Quoi qu'il en soit, en auscultant le malade on constate une pneumonie à gauche et la présence de tubercules plus particulièrement aux sommets. Le cœur paraît sain. Il y a une congestion très intense et générale du poumon droit. Devant la menace d'asphyxie, on n'hésite pas à parer au plus pressé et M. le professeur Fabre ordonne une saignée de 300 grammes, que nous lui pratiquons. On fait envelopper le thorax dans un linge imprégné de térébenthine, deux potions sont données à alterner, l'une à l'ipéca, l'autre à l'acétate d'ammoniaque.

La médication est insuffisante. Le même état persiste le 16, à la visite du matin. Le malade meurt dans la soirée.

L'autopsie montre que les deux poumons sont tuberculeux, surtout dans les sommets. Congestion très intense des deux côtés, pneumonie à la base du poumon gauche. Les deux plèvres des deux côtés sont adhérentes au point qu'on ne peut les séparer. Les poumons sont extraits par fraction.

A la base du poumon gauche se trouve une cavité, contenant environ 300 à 400 grammes de liquide citrin, dont les parois sont épaissies, en certains points, de plus d'un centimètre, et constituées par les plèvres viscérale et pariétale recouvertes d'une matière analogue à de la matière caséeuse.

Nous n'avons pu constater aucune altération osseuse à l'examen microscopique. Aucune trace de fistule pleuro-bronchique. Le septième espace au niveau du point où s'est faite la perforation est transformé en substance fibro-cartilagineuse criant sous le scalpel ; la coupe a un aspect hyalin.

Les fibres musculaires du diaphragme ne sont plus reconnaissables à gauche.

Il existe une symphyse cardiaque totale. Il n'y a pas d'altération des valvules, ni des orifices.

Le foie est adhérent au péritoine pariétal. Les intestins sont adhérents entre eux et avec les organes voisins.

Imprimerie A. DERENNE, Mayenne. — Paris, boulevard Saint-Michel, 52.

www.ingramcontent.com/pod-product-compliance
Ingram Content Group UK Ltd.
Pitfield, Milton Keynes, MK11 3LW, UK
UKHW021109260726
13994UKWH00002B/802

9 782019 964474